U0227932

纳米科学与技术

纳米微囊型血液代用品

刘昌胜 等 著

科 学 出 版 社
北 京

内 容 简 介

战争、疾病和自然灾害等原因造成的世界范围内的血液短缺推动了血液代用品的发展。基于血红蛋白的纳米微囊型血液代用品是本领域的重要研究方向。本书以作者研究团队近年来的研究成果为基础,较系统地介绍了纳米微囊型血液代用品的研究和发展现状。其中,第 1 章为人工血液代用品概述;第 2 章和第 3 章重点介绍纳米微囊型血液代用品的可控制备及控释;第 4 章介绍纳米微囊型血液代用品中高铁含量的控制;第 5 章为纳米微囊型血液代用品的理化特性与生物性能;第 6 章和第 7 章主要介绍纳米微囊型血液代用品携氧-释氧性能的检测及生物安全性问题。

本书内容丰富、翔实,语言简练、准确,力求通俗易懂,可作为高等院校以及科研院所相关专业的教师和研究生的重要参考书,也可供纳米医药、生物医学工程、药物开发以及相关研究领域的科技人员参考。

图书在版编目(CIP)数据

纳米微囊型血液代用品 / 刘昌胜等著. —北京:科学出版社,2014.6
(纳米科学与技术 / 白春礼主编)
ISBN 978-7-03-040716-0

Ⅰ.①纳… Ⅱ.①刘… Ⅲ.①纳米材料-应用-血浆代用品-研究
Ⅳ.①R977.8

中国版本图书馆 CIP 数据核字(2014)第 107381 号

丛书策划:杨 震 / 责任编辑:杨 震 刘 冉 / 责任校对:韩 杨
责任印制:钱玉芬 / 封面设计:陈 敬

科学出版社 出版
北京东黄城根北街 16 号
邮政编码:100717
http://www.sciencep.com

中国科学院印刷厂 印刷
科学出版社发行 各地新华书店经销
*
2014 年 6 月第 一 版 开本:720×1000 1/16
2014 年 6 月第一次印刷 印张:13 1/2
字数:270 000
定价:80.00 元
(如有印装质量问题,我社负责调换)

《纳米科学与技术》丛书编委会

《纳米科学与技术》丛书序

在新兴前沿领域的快速发展过程中，及时整理、归纳、出版前沿科学的系统性专著，一直是发达国家在国家层面上推动科学与技术发展的重要手段，是一个国家保持科学技术的领先权和引领作用的重要策略之一。

科学技术的发展和应用，离不开知识的传播：我们从事科学研究，得到了"数据"（论文），这只是"信息"。将相关的大量信息进行整理、分析，使之形成体系并付诸实践，才变成"知识"。信息和知识如果不能交流，就没有用处，所以需要"传播"（出版），这样才能被更多的人"应用"，被更有效地应用，被更准确地应用，知识才能产生更大的社会效益，国家才能在越来越高的水平上发展。所以，数据→信息→知识→传播→应用→效益→发展，这是科学技术推动社会发展的基本流程。其中，知识的传播，无疑具有桥梁的作用。

整个 20 世纪，我国在及时地编辑、归纳、出版各个领域的科学技术前沿的系列专著方面，已经大大地落后于科技发达国家，其中的原因有许多，我认为更主要的是缘于科学文化的习惯不同：中国科学家不习惯去花时间整理和梳理自己所从事的研究领域的知识，将其变成具有系统性的知识结构。所以，很多学科领域的第一本原创性"教科书"，大都来自欧美国家。当然，真正优秀的著作不仅需要花费时间和精力，更重要的是要有自己的学术思想以及对这个学科领域充分把握和高度概括的学术能力。

纳米科技已经成为 21 世纪前沿科学技术的代表领域之一，其对经济和社会发展所产生的潜在影响，已经成为全球关注的焦点。国际纯粹与应用化学联合会（IUPAC）会刊在 2006 年 12 月评论："现在的发达国家如果不发展纳米科技，今后必将沦为第三世界发展中国家。"因此，世界各国，尤其是科技强国，都将发展纳米科技作为国家战略。

兴起于 20 世纪后期的纳米科技，给我国提供了与科技发达国家同步发展的良好机遇。目前，各国政府都在加大力度出版纳米科技领域的教材、专著以及科普读物。在我国，纳米科技领域尚没有一套能够系统、科学地展现纳米科学技术各个方面前沿进展的系统性专著。因此，国家纳米科学中心与科学出版社共同发起并组织出版《纳米科学与技术》，力求体现本领域出版读物的科学性、准确性和系统性，全面科学地阐述纳米科学技术前沿、基础和应用。本套丛书的出版以高质量、科学性、准确性、系统性、实用性为目标，将涵盖纳米科学技术的所有领域，全面介绍国内外纳米科学技术发展的前沿知识；并长期组织专家撰写、编辑出版下去，为我国纳米科技各个相关基础学科和技术领域的科技工作者和研究生、本科生等,提供一套重要的参考资料。

这是我们努力实践"科学发展观"思想的一次创新,也是一件利国利民、对国家科学技术发展具有重要意义的大事。感谢科学出版社给我们提供的这个平台,这不仅有助于我国在科研一线工作的高水平科学家逐渐增强归纳、整理和传播知识的主动性(这也是科学研究回馈和服务社会的重要内涵之一),而且有助于培养我国各个领域的人士对前沿科学技术发展的敏感性和兴趣爱好,从而为提高全民科学素养作出贡献。

我谨代表《纳米科学与技术》编委会,感谢为此付出辛勤劳动的作者、编委会委员和出版社的同仁们。

同时希望您,尊贵的读者,如获此书,开卷有益!

中国科学院院长
国家纳米科技指导协调委员会首席科学家
2011 年 3 月于北京

前　言

战争、疾病和自然灾害等原因造成的世界范围内的血液短缺推动了血液代用品的发展。与此同时，输血前复杂的交叉配型、天然血液贮存期短以及输血时潜在的病毒感染（如肝炎、艾滋病等）使得对安全、有效的血液代用品的需求更加迫切。

血红蛋白作为红细胞携氧-释氧的载体，被认为是目前氧载体研制中最为理想的携氧剂，以其为基质构建的血液代用品近年来得到快速的发展。其中，以脂质体或可生物降解聚合物材料为壳材包埋血红蛋白形成类似于红细胞结构的纳米微囊型血液代用品，很好地克服了第一、第二代血红蛋白基血液代用品无细胞膜屏障的缺点，呈现出良好的发展势头和旺盛的生命力，代表着目前血液代用品领域研究的热点。本书作者及其研究团队近十年围绕纳米微囊型人工血液代用品的设计和可控制备、还原体系的建立和高铁血红蛋白含量的控制、体内外相关的生物性能、携氧性能的检测及生物安全性等问题开展了富有成效的研究。为了展现这些研究成果，促进国内血液代用品研究领域的学科交叉和发展，《纳米科学与技术》丛书编委会特委托我们编写了《纳米微囊型血液代用品》一书。

纳米微囊型血液代用品的研究，不仅具有重要的学术价值，同时也具有深远的社会意义和经济意义。我们相信，通过本书的介绍，读者可以对纳米微囊型血液代用品的研究现状、意义及其对相关学科发展的影响有一个比较系统、全面的了解。同时，也必将大大地推进纳米微囊型血液代用品的相关研究，加速其临床应用和产业化的进程。

本书由华东理工大学刘昌胜教授组织编写和统稿。具体的写作分工如下：第1章、第4章、第6章和第7章由袁媛教授负责编写；第2章由单晓茜博士编写；第3章和第5章由盛燕博士负责编写。

本书内容丰富、翔实。除了第1章是对目前血液代用品发展现状的概述外，其余各章均是针对纳米微囊型血液代用品的制备或性能调控，从研究思路、实验设计以及实验结果等方面展开，条理清晰，结构合理。另外，在编写的过程中，我们注重语言的简练和准确，力求通俗易懂，易被广大读者接受。

在本书出版之际，我们衷心感谢科学出版社同志认真、细致的工作，感谢国家出版基金对本书出版的资助，感谢国家"十五""863"纳米材料专项、上海市科学技术委员会纳米科技专项对本研究工作的资助。

刘昌胜

2014 年 3 月

目　　录

第 1 章　血液代用品概述

临床用血量迅速增加导致世界范围内频繁出现血荒,而血液交叉感染又使得这一供求矛盾日益加剧。据估计,在全世界范围内,每年献血量超过 7.5 亿单位,而在世界卫生组织的 191 个成员国中仅有 43 个国家对献血者进行艾滋病病毒(HIV)、乙肝病毒(HBV)和丙肝病毒(HCV)的检测[1];每年至少有 1.3 亿单位的捐献血液未对上述经血液传播的病毒进行检测;不安全的输血每年导致 8 万~16 万人感染 HBV,2.3 万~4.7 万人感染 HCV,8 万~16 万人感染 HIV。加上特殊血型血源不足或战争、大型灾难等情况时供血紧张等原因,大量而安全的血液来源成为临床输血的一个难题[2-6]。

人体血液由血浆、红细胞、白细胞和血小板组成,成分十分复杂。要制造出一种溶液完全代替血液是非常困难的,但研制一种临时替代品,在急需情况下短时间内代替血液中某种组分作用是可行的。20 世纪 40 年代末和 50 年代初已出现了用糖类、蛋白类物质代替血液物质的尝试。如今研究的血液代用品有血浆代用品、血小板代用品和红细胞代用品。其中以白蛋白、羟乙基淀粉、葡聚糖等溶液作为血浆代用品已被用于临床,其作用是维持血液的渗透压、酸碱平衡及血容量。血小板代用品正处于研究初期。血液在体内最重要的功能是红细胞的携氧-释氧功能,因此红细胞代用品是血液代用品研究领域的重点,被称为血液代用品,简称血代品或氧载体,代表着该领域重要的研究方向[7,8]。

大量的研究表明,理想的血液代用品不仅具有红细胞的携氧、维持血液渗透压及酸碱平衡和扩容等功能,而且还具备其他一些特殊的优点[9-11]:无红细胞表面抗原决定簇,可排除适配血型之麻烦,避免输血反应;避免病原微生物污染血源和进一步交叉感染;保质期长、易储存、运输方便;血源不用依赖稳定供血人群,来源广泛,取材方便,可保障充足供应;传递氧功能良好;等等。到目前为止,临床上出现的人工血液代用品主要包括以氟碳化合物为基础的全氟碳型血液代用品和以血红蛋白为基质的纳米微囊型血液代用品两大类。

1.1　全氟碳型血液代用品

全氟碳(perfluorocarbons,PFC)型血液代用品是一种以氟碳化合物为主要成分,且不含血液有形成分的乳白色液体(图 1.1)。氟碳分子在构成上类似于碳氢化合物,只是氢原子被氟原子代替。这类物质具有极高的携带氧气和二氧化碳的能力,溶解于氟碳液体中的气体很容易被组织摄取,而且该类化合物生物相容性好、无毒。

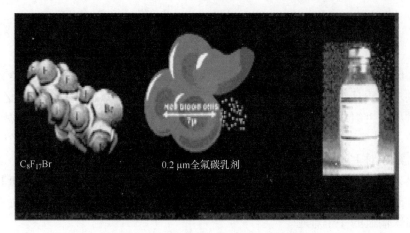

$C_8F_{17}Br$　　　　　　　　　0.2 μm全氟碳乳剂

图 1.1　全氟碳型血液代用品示意图

氟碳使用前必须制成乳剂,制成后的分子直径约为 0.2 μm,能进入微循环并在几天内以原形由肺呼出。早期的人工血液代用品以 PFC 为主,同时混合甘油、卵磷脂、氯化钠、氯化钾、氯化钙、葡萄糖等物质。全氟碳型血液代用品作用的原理一方面是基于其与氧气和二氧化碳可形成不稳定的结合,另一方面是氧在氟碳乳液中的物理溶解度与氧分压呈线性正相关。在氧分压较高的肺循环中,氧在氟碳乳液中具有较大的溶解度;而当氟碳乳液通过体循环到达各个组织器官时,氧在氟碳乳液中溶解度随着氧分压的降低而相应降低,于是氧便从氟碳乳液中释放,供组织器官利用,从而表现出理想的携氧-释氧和释放二氧化碳的能力[12,13]。由此可见,PFC 只是一种氧气的溶解剂。研究表明,使用 PFC 时患者必须呼吸 70%～100% 浓度的氧气才能得到足够的氧气溶解量。氟碳乳液在血液中的半衰期取决于其分子量[①],一般为数小时至数天不等,最终通过网状内皮系统以原形经肺部排出。

PFC 型血液代用品的最大优势在于:其生产不依赖于人血或其他生物来源的血液,可大量生产供应。这对于有宗教信仰不愿接受任何来源血红蛋白的患者来说,氟碳类无疑是最佳选择。同时,由于对溶解的氧气有高亲和力,PFC 能够阻止和治疗心肺体外循环术中微气泡的形成以及保存待移植的实质器官。因此,全氟碳型血液代用品曾经得到高度的关注,代表着早期血液代用品研究的主流。1966年 Clark 等证明氟碳乳剂具有携氧能力。美、日、法、德等国家对氟碳进行了研究,

————————————

① 分子量是相对分子质量的旧称,为尊重学科及读者阅读习惯,本书仍使用"分子量",特此说明。

取得了进展。1976 年,日本的 Natio 和 Yokoyama 成功研制出了 Fluosol-DA[14]。
自此,氟碳型血液代用品的研究得到国内外学者的高度关注。一项多国联合的随
机研究发现,给整形外科手术患者输 PFC 加 100 % O₂通气比自体血更能有效逆
转输血引起的心率升高、血压降低、心输出量增高等生理学反应。1979 年日本和
美国先后进行了氟碳血液代用品的临床试验。

　　到目前为止,氟碳乳剂型血液代用品的研究已经经历了三代:第一代氟碳乳剂
以可注射的 Fluosol-DA20 为典型代表。由日本 Green Cross 公司首先开发成功。
其组成为 14％全氟萘烷,6％全氟三丙胺、蛋黄磷脂和油酸钾等[15]。1989～1990
年,Fluosol-DA20 在美国和欧洲被批准作为血液代用品用于经皮穿刺冠脉球囊成
形术。然而,由于 Fluosol-DA20 乳液在室温下不够稳定(需冷冻保存),携氧效率
相对较差,以及由配方中合成表面活性剂引起的多种副作用,导致其于 1994 年停
产。第一代 PFC 乳剂还有俄罗斯的 Perftoran 和我国的一号、二号全氟碳乳剂。
在俄罗斯使用 Perftoran 的患者人数超过 2000 名,在我国则有超过 340 名患者使
用了二号全氟碳乳剂。

　　第二代氟碳乳剂为纳米乳剂,代表产品有美国 Alliance 药物公司生产的 Oxy-
gent(Perflubron)、Hemagen 公司的 Oxyfluor 和 Sanguine 公司的 PHER-O2[16]。
由于使用了甘油三酯和蛋黄卵磷脂,该类产品的携氧能力和稳定性均较第一代有
所提高,半衰期延长至 24～48 h,在室温下可存放 1 年多,不产生血液动力学影响。
Oxygent 因在美国的一项Ⅲ期实验中明显增加了患者中风的风险而于 2001 年被
终止。美国 Hemagen 公司发展的 Oxyfluor 含有 76％的全氟-1,8-二氯辛烷,乳剂
液滴直径约为 0.22～0.25 μm,作为注射携氧剂已进行临床前研究。

　　第三代氟碳类血液代用品多以纳米氟碳乳剂为基础,通过改性、复合等方法目
前尚处于研究阶段,主要从提高携氧能力和降低毒性两个方面展开。目前处于临
床前期开发阶段[17]。尽管氟碳乳剂在临床上取得了一定的成功,但大量的临床研
究结果表明,PFC 在以下方面存在着显著缺陷:①PFC 临床应用会发生补体激活
反应,急性过敏反应,使患者免疫力明显下降,极易发生感染。②PFC 不能被机体
代谢,呼吸系统几乎是 PFC 排出体外的唯一途径。而且,PFC 在肝、脾、骨髓内的
积存导致结缔组织增生。③PFC 不溶于水,制成血液代用品使用时必须用一些特
殊的乳化剂。④氧在 PFC 中的溶解是个物理过程,氧的溶解度取决于氧的分压。
PFC 能溶解的氧比全血少得多。靠增大氧的分压来提高氧在 PFC 中的溶解度,输
注任何一种 PFC 乳剂必须呼吸浓度很高的氧。基于上述原因,PFC 血液代用品已
逐渐走向低谷,代之而起的是修饰血红蛋白类血液代用品。

1.2　修饰血红蛋白类血液代用品

　　血红蛋白是红细胞[图 1.2 (a)]完成携氧-释氧功能的关键成分。血红蛋白分

子是由两个 α 亚基和两个 β 亚基构成的四聚体[图1.2（b）]，直径 5.5 nm。当中间位置的铁是 Fe^{2+} 时，血红蛋白具有携氧-释氧功能；当 Fe 被氧化为 Fe^{3+} 时（这时血红蛋白处于被破坏状态），血红蛋白将呈现棕色或绿色，同时也失去了传递氧的能力[18]。血红蛋白结合和释放氧是一个高度协同的变构过程。p_{50}，即血红蛋白中氧达到半饱和程度所需的氧分压，是表征血红蛋白携氧-释氧功能的重要指标，人血红蛋白在红细胞中的 p_{50} 为 26 mmHg①。

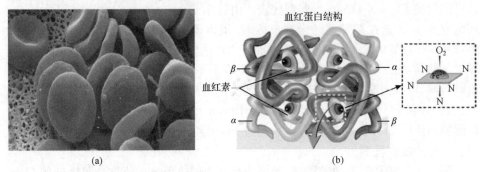

图 1.2　天然红细胞及血红蛋白的结构

正是基于其特殊的结构和功能，血红蛋白成为血液代用品研制中理想的携氧剂。但如果直接以除去细胞膜等杂质的血红蛋白为血液代用品，虽具有很强的氧携带性，却常常会导致严重的不可逆转的肾毒性。这是因为，当四聚体的血红蛋白分子离开了红细胞的保护，很容易解离成二聚体 α、β。这样的小分子在循环系统中很快通过肾小球而被排出体外。血红蛋白从血浆进入肾小管，遇酸性物质形成结晶体，此过程会对肾小球造成不可逆转的损伤，临床出现急性肾衰竭，严重的甚至可能导致死亡[19-21]。

为此，对血红蛋白进行修饰，即采用物理的、化学的或物理化学相结合的方法对无基质血红蛋白进行改性，在保持其良好的携氧功能的同时，尽量减少其毒性，使其降低到人体可承受的范围之内，是目前血红蛋白类血液代用品研究开发的思路和方法。通常在修饰血红蛋白类血液代用品研究领域，人们把人工血液代用品分为第一代、第二代和第三代修饰血红蛋白类血液代用品[22]。

1.2.1　第一代修饰血红蛋白类血液代用品

第一代修饰血红蛋白类血液代用品是基于对血红蛋白的分子修饰，利用化学交联和 DNA 重组技术获得，其类型包括：分子内和分子间交联血红蛋白、重组血红蛋白和结合血红蛋白等[23-25]（图 1.3）。

①　1 mmHg=1.333 22×10² Pa

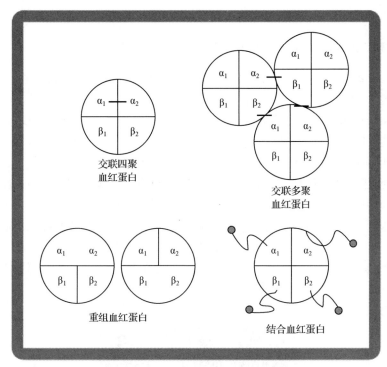

图 1.3　分子内和分子间交联血红蛋白

1) 分子内和分子间交联聚合,主要是通过血红蛋白分子内和分子间的交联聚合制备交联血红蛋白[26,27],或通过结合聚合物制备结合血红蛋白。经过几十年的探索,聚合血红蛋白已经形成了一套基本上完善的研究方法,目前的研究侧重在双功能试剂的研究以及开发新的价廉且修饰效果更好的交联剂、修饰剂上[28,29]。

2) 重组血红蛋白(rHb),是利用基因工程的技术,使两个亚基交联的四聚体血红蛋白,同时修饰 2,3-DPG 结合位点,以提高 p_{50}[30,31]。重组技术的优点在于:无限提供血红蛋白的可能性,且无病原微生物污染,可根据需要改变血红蛋白的特性,具有满足成为血液替代品的各种条件的可能性。大肠杆菌和酵母菌都已用来作为宿主,也有用转基因动物[32]生产重组血红蛋白。近几年的研究提高了重组血红蛋白的产率、基因表达水平和产品纯度,并开始了临床试验。目前,作为血液代用品进入临床试验的重组血红蛋白只有 rHb1.1,其 p_{50} 为 32 mmHg。然而,临床试验发现 rHb1.1 可引起血管收缩、食管下段括约肌紧张和食管蠕动加速等副作用,这可能是因为 rHb1.1 可渗出血管壁与 NO 结合,NO 是内皮细胞释放的血管松弛因子,同时也是外周神经系统的重要介质。另外,rHb1.1 还含有 7% 的 MetHb,MetHb 可产生自由基参与引起组织器官的缺血-再灌注损伤。

3) 结合血红蛋白,血红蛋白与可溶性大分子物质结合成为结合血红蛋白,结果使分子量增大了,目的在于延长体内的存留时间。可溶性聚乙二醇结合牛血红蛋白,是牛血红蛋白与聚乙二醇的结合物,正在进行临床试验[33,34]。

1.2.2　第二代修饰血红蛋白类血液代用品

第二代修饰血红蛋白类血液代用品是以酶为特征的修饰血红蛋白(图 1.4),在制备聚合血红蛋白的过程中,交联一定量的超氧化物歧化酶(superoxide dismutase,SOD)和过氧化氢酶(catalase,CAT),可制成 PolyHb-SOD-CAT 类修饰人工血液代用品[35,36]。由于这些酶重要的生物学功能,与第一代血液代用品相比,第二代血液代用品更能有效地携氧-释氧。如机体异常产生的超氧阴离子自由基会直接或间接损伤细胞,导致机体衰老、炎症、癌症及某些自由基疾病,在 SOD 和 CAT 的共同作用下,超氧阴离子自由基将被催化反应生成 H_2O_2,之后转化为水和氧,减少了过氧化物生成 O_2^-,从而防止缺氧造成的局部贫血和组织损伤。另外,SOD 和 CAT 能够清除由血红蛋白产生的自由基,防止内部氧化反应,减少高铁血红蛋白的形成。同时,分子间聚合的方法也克服了单纯 SOD 和 CAT 由于循环时间短而在治疗上受限的缺陷。

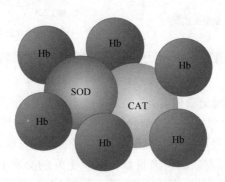

图 1.4　交联聚合血红蛋白-超氧化物歧化酶-过氧化氢酶示意图

第一代和第二代的修饰血红蛋白制备方法相对简单,采用交联、重组、结合和聚合等方法使得血红蛋白分子内或分子间结合形成大分子,虽然在血液循环中能模拟天然红细胞的携氧-释氧生理功能,解决了游离血红蛋白不能直接作为血液代用品使用的问题。然而由于这种血液代用品没有类细胞膜的屏障,对原料和产品的纯度要求极高[37],游离的血红蛋白易于同血液中的许多活性分子发生作用,诱发一系列异常的副反应。因此,人们设想将血红蛋白用膜包裹起来,模仿天然红细胞的结构,制备出新一代的修饰血红蛋白。

1.2.3　第三代修饰血红蛋白类血液代用品——微囊型血液代用品

微囊型血液代用品通常被认为属第三代修饰血红蛋白血液代用品,Chang 于

1957 年首次报道,模拟天然红细胞的结构,采用天然的或合成的材料将血红蛋白和红细胞内的酶系统包裹起来形成类似天然红细胞的结构和功能,制备成为"人工红细胞"[38]。微囊型血液代用品大体上可分为两类:脂质体型血红蛋白微囊和可降解聚合物型血红蛋白微囊。

1) 脂质体类血液代用品,即脂质体型血红蛋白微囊(liposome encapsulated hemoglobin,LEH),脂质体包封血红蛋白,是应用脂质体包封技术将无基质血红蛋白溶液包裹在单层或双层脂质体内,一般是采用卵磷脂和胆固醇包埋血红蛋白,降低了抗原性,磷脂双分子层包裹不影响氧气的传输和释放,且防止由于血红蛋白的迅速解离而导致的肾毒性。关于脂质体微囊型血红蛋白的报道出现于 20 世纪 70 年代。Djordjevich 等成功制备出了粒径为 200 nm 的脂质体微囊型血红蛋白[39]。之后关于这方面的研究报道频频出现[40-42]。WO2004047807、WO02087540、US5688526、US5674528、US5049391、US4911929、US4133874 等专利均是采用以磷脂为主的脂质体包埋血红蛋白的方法。尽管对脂质体微囊型血红蛋白的研究取得了许多有意义的结果[43,44],但大量的动物和临床试验结果显示其在以下方面存在明显不足:①脂质体包囊血红蛋白进入体内后容易被肝和脾的巨噬细胞迅速清除,在血液中循环时间有限;②脂质体还存在贮存稳定性差、包埋血红蛋白浓度低等缺点;③磷脂材料机械强度差,生成的微囊难以收集和纯化;④膜较致密,葡萄糖、高铁血红蛋白还原物质[45,46]等不能进行微囊内外物质交换等。

2) 可降解聚合物型血红蛋白微囊(hemoglobin-loaded polymeric nanoparticles,HbPNP),此类血液代用品的研制使人工血液代用品的发展又向前迈进了一大步。可降解聚合物型血红蛋白微囊,能够模拟天然红细胞膜屏障和红细胞内的生物环境,采用仿生的原理以具有良好生物相容性的可生物降解聚合物作为壳材,内部同时包埋血红蛋白及红细胞系统的各种酶,微囊表面呈多孔性,因而通透性好,有自发透过葡萄糖和其他小分子的能力,如反应系统所需要的营养物质、高铁血红蛋白还原剂等能够渗透进入微囊,反应产物又能及时扩散出来,所以不会因为反应物在微囊内的蓄积而抑制反应[47],是更接近于天然红细胞的人工血液代用品(图 1.5)。

对可降解聚合物型血红蛋白微囊的深入研究始于 20 世纪 90 年代,其不仅能够克服第一、第二代修饰血红蛋白血液代用品无细胞膜屏障的缺点,同时解决了脂质体型微囊力学性能和小分子物质通透性差的缺点[48]。聚合物材料机械强度高,可制成多孔性膜,使其囊芯比低,壳材用量少,包载血红蛋白的量高;通过控制微囊的粒径大小、表面的物化状态和微结构等,可满足临床对血液代用品的要求[49,50],呈现出良好的发展势头,成为目前血液代用品研究领域的热点。

粒径是影响微囊型血液代用品性能的一个重要参数。作为一种静脉注射的制剂,纳米微球首先应该能够有效躲避体内免疫系统细胞的吞噬和延长血液停留时

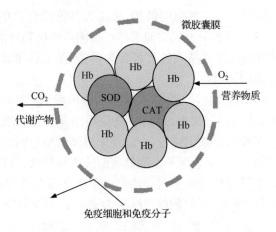

图 1.5　第三代纳米微囊型血红蛋白血液代用品

间。已有的研究结果表明,由于机械过滤作用,粒径大于 200 nm 的微球将很快被脾脏清除,而粒径小于 70 nm 的微球则极易通过肝脏表面内皮细胞之间的孔而被肝脏吞噬。由此可见,在血液中稳定循环的纳米微球的理想粒径是 70 ～ 200 nm。然而,对于纳米微球的制备而言,高的包封率其粒径通常较大;粒径减小到纳米尺度,往往导致包封率大大降低[51]。例如 Cedrati 等采用复乳法制备得到大小为 10～500 μm 的聚乳酸血红蛋白微囊。尽管该工艺过程简单,蛋白活性高,但所制备的血红蛋白微囊的粒径偏大,远大于理想血液代用品粒径小于 200 nm 的要求,而且该血液代用品与氧气之间亲和性太强,p_{50} 仅为 13.9 mmHg[49]。Arifin 等用聚丁二烯-聚氧乙烯两亲性共聚物制成了血红蛋白纳米微囊,然而获得的包封率也较低[52]。US5670170 和 US5670173 报道了 Chang 等[53]以聚异丁基丙烯氰酯、聚乳酸、聚乳酸聚乙醇酸等作为壳材,采用乳液聚合法、聚合物沉聚法、乳化扩散法等制备粒径范围在 70～200 nm 的微囊型血液代用品。但过程存在血红蛋白易变性,包封率低(10％～17％)、成本高等缺点。因此,如何满足同时获得纳米尺度小粒径和高包封率是制备微囊型血液代用品急需解决的技术难题之一。

1.3　血液代用品的应用

1.3.1　临床输血

在和平年代,输血是临床最重要的医疗手段之一,特别是对于一些创伤和手术造成的失血性休克的救治。血液代用品不仅可以解决临床血源的紧张,而且它本身很好地克服了临床血液保存期短、传染疾病等缺陷,因而在临床输血中具有极其广泛的应用潜力,这方面的动物试验和临床试验已经成功进行了多年[54]。例如,在北美,大约20%的输血用于心脏手术。LaMuraglia等报道了一项多中心单盲试验,在72例择期主动脉手术的患者(均需要输血)中成功使用血红蛋白血液代用品,避免了输血[55]。Lamy等进行的一项多中心单盲随机试验中,琥珀酰水杨酸交联的血红蛋白血液代用品被成功应用于19%的心脏术后患者。

1.3.2　器官移植

由于具有良好的低氧亲和力,血液代用品在临床上也被用于器官移植过程中[56]。例如在心脏移植过程中,供体心脏的有效保存对移植是否成功起关键作用,移植后患者的死亡率与心脏缺血的时间密切相关。目前供体心脏的保存时间仍限于4～6 h。近年来,牛血红蛋白携血液代用品被应用于心肌的保存。Marinello等[57]将离体鼠心分别静止保存于Celsior停搏液(CS)、含4%牛血红蛋白的CS及含8%牛血红蛋白的CS中6 h,48 h后两组的三磷酸腺苷(ATP)含量要显著高于CS组。Carlucci等[58]进行了类似的实验,并加设了含4%人血红蛋白的CS组,结果6 h以内4%和8%牛血红蛋白组的心肌组织中高能磷酸化合物水平显著高于另外两组。Serna等[59]采用持续灌注的保存方法,对离体兔心经主动脉根部持续灌注聚乙二醇-牛血红蛋白(PEG-Hb)和传统的晶体保存液,8 h后测定心脏功能显示:PEG-Hb组要优于晶体液组。Jones等[60]的研究也显示,持续灌注PEG-Hb可能延长心肌保存的时间。牛HBOCs保存效果较好的原因就在于其低氧亲和力,尤其是低温、低pH时仍能较好地释放氧气。

1.3.3　脑梗死或心肌梗死等疾病的治疗

血红蛋白纳米微囊的大小约为70～200 nm,约为天然红细胞的1/80～1/40。如图1.6所示,在发生脑梗死等循环障碍时,微囊能通过天然红细胞无法通过的狭细血管,可以向缺氧的组织脏器等输送生命赖以生存的氧。"就像是在塞满汽车的道路上,使用自行车输送氧一样。"以往,在患脑梗死或心肌梗死病的情况下,主要

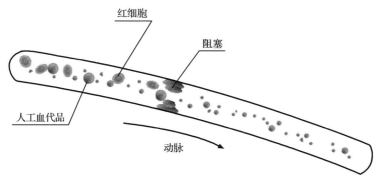

红细胞

阻塞

人工血代品

动脉

图1.6　血红蛋白纳米微囊通过阻塞的血管狭小处向组织输送氧气的示意图

采取间接治疗方法,保护尚存的心肌或脑的功能,在缺氧的状态下维持剩余部分的功能。而纳米微囊型血液代用品可以直接向缺氧的脏器等提供氧,属于直接疗法。

1.3.4　癌症的非手术治疗

纳米微囊型人造血液代用品还有望在癌症的非手术治疗如放射线照射疗法中发挥作用。照射放射线时,脏器及组织中充满氧时效果最好。然而,癌细胞中氧很少。因此,在照射放射线时,可以使用纳米微囊型人造血液代用品向癌细胞输送氧。癌变组织及其附近的血管管壁缝隙比健康状态时大。如果针对这一特点,将微囊缩小至纳米尺寸范围,大小调节为能从血管壁缝隙中通过的话,就可以向癌细胞输送氧,从而加强癌症患者接受放射线疗法的治疗效果。

1.3.5　战伤救治

出血是现代战争造成伤亡的主要原因之一,大量充足的血液供应和有效的快速止血材料是战伤救治的重要物资保证。在抗美援朝战争中,我军有近 1/3 的负伤人员由于出血过多而死亡。美军的一项调查发现:阵亡将士中有 90% 死在被送到医院之前,其中 1/2 死于大出血,1/4 在负伤 5~10 min 内就送了命。据多次战争战伤数据统计,有 30%~60% 的阵亡是因为失血过多,伤员在被送到救治机构之前就已经死亡,而送达救治机构的伤员在伤后 24 小时内最主要的死亡原因也是失血过多,失去的血液得不到及时补充[61]。战伤救治研究表明,伤员在伤后 1~3 小时以内如果能够得到救治,出血能得到有效控制,或者能够得到及时补充,那么阵亡率与伤死率将大大降低,战伤救治水平将大大提高。因此,血液代用品将是解决这一问题的理想途径和方法。

1.4　血红蛋白基血液代用品的产业化进展

1.4.1　国外的研究概况

截至目前,进行修饰血红蛋白类血液代用品产品研制和开发的公司及其产品有:①Biopure 公司研制生产的戊二醛聚合牛血红蛋白产品 Hemopure 已被美国 FDA 批准用于兽类医疗中。临床试验显示,尽管这种牛血红蛋白产品有轻微的血压升高的副作用,但仍是安全的,且具有极好的氧携载特性。一项 Biopure 的Ⅲ期临床试验研究在美国的主要矫形外科手术和欧洲的非心脏手术中进行。②加拿大多伦多市的 Hemosol 公司研制生产的 HemoLink,是一种从过期的人血中提取的血红蛋白制成的氧棉子糖聚血红蛋白溶液。在完成了临床前和Ⅰ期安全性试验之后,Hemosol 开始进行 4 项随机对照外科手术,目标集中在安全性上,已进入临床

Ⅲ期。③Northfield 药厂以人血红蛋白为基础生产的血液代用品 PolyHeme,目前正在进行Ⅲ期临床试验。Northfield 获准进行研究的产品在安全性和容量方面均处于领先地位。在北美的一些中心,应用高达 6 个单位的 PolyHeme 进行了选择性主动脉瘤手术的Ⅲ期临床试验。④日本 Terumo 公司研制的称为 NRC 的脂质体包裹血红蛋白,内含血红蛋白和高铁血红蛋白还原酶系统。动物试验结果表明,功能十分接近天然的红细胞。尽管用换血和失血性休克的动物模型试验证实了 NRC 的有效性,但是安全性问题是阻碍其进入临床试验的主要原因。

1.4.2　国内的研究概况

我国在人工血液代用品方面的研究工作开展较晚,目前研究工作进行得比较深入的都属第一、第二代血液代用品。具有代表性的有:①陕西西大北美基因股份有限公司研制的血液代用品,是以猪血红蛋白为原料,选择戊二醛作为交联剂进行聚合的血红蛋白多聚体。②1999 年 11 月,北京四通天坛生物技术有限公司以 1.6亿元购买人血液代用品的技术和生产经营权。③北京凯正生物工程发展有限责任公司人血液代用品系列生物制品被列为高技术产业化示范工程和 2000 年国家高技术产业发展项目。人血代用品产业化示范工程总投资 1.08 亿元,建成后将形成年产人血液代用品 20 万袋(200 mL/袋),人血清蛋白代用品 15 万瓶(10 g/瓶)的示范生产能力,为缓解我国临床血源短缺提供技术和物质保障。近年来,第一、第二代血液代用品的研究已基本进入中试阶段。相信不久的将来,将有更多的产品进入临床试验阶段,也会有更多的临床试验结果问世。

1.5　总结与展望

巨大的临床需求和供应量的不足,以及传统临床血液存在的缺陷等,使得血液代用品的研究开发得到国内外研究者的普遍关注。基于氧气溶解性差异的全氟碳(PFC)型血液代用品曾经代表着早期血液代用品研究的主流,但溶解性差、补体激活反应、急性过敏反应等副作用以及难以代谢等缺陷制约其在临床的使用。由于天然血红蛋白优异的携氧-释氧功能,血红蛋白基血液代用品近年来发展迅速。特别是基于纳米技术的纳米微囊型血液代用品,它很好地克服了第一、第二代修饰血红蛋白类血液代用品没有类细胞膜屏障的缺点,呈现出良好的发展势头和旺盛的生命力,因而成为目前血液代用品研究领域的热点之一。

自 20 世纪 60 年代形成血液代用品的基本思路至今,人工血液代用品的发展已历经半个多世纪,但其临床应用领域仍然非常有限。因此,进一步克服其局限性、拓宽临床应用领域是人工血液代用品科研工作者今后努力的方向。我们相信随着生物学、医学、材料学等相关学科的快速发展以及新的研究手段的不断出现,人工血液代用品将会在临床得到广泛的应用，彻底解决临床血液短缺的局面，为人类的健康做出重大贡献。

参 考 文 献

[1] Lowe K C,Farrell K,Ferguson E M,James V. Current perceived risks of transfusion in the UK and relevance to the future acceptance of blood substitutes. Artif Cells Blood Substit Immobil Biotechnol,2001,29(3):179-189

[2] Levy J H,Goodnough L T,Greilich P E,Parr G V,Stewart R W,Gratz I,Gratz I,Wahr J,Williams J,Comunale M E,Doblar D,Silvay G,Cohen M,Jahr J S,Vlahakes G J. Polymerized bovine hemoglobin solution as a replacement for allogeneic red blood cell transfusion after cardiac surgery: Rresults of a randomized,double-blind trial. J Thorac Cardiovasc Surg,2002,124(1):35-42.

[3] Chang T M,Lister C W. Assessment of blood substitutes: II. *In-vitro* complement activation of human plasma and blood for safety studies in research,development,industrial production and preclinical analysis. Artif Cells Blood Substit Immobil Biotechnol,1994,22(2):171-180

[4] Lu X L,Wu S,Cheng G,Bao X. Development and challenge of modified hemoglobins as red blood cell substitutes. Shengwu Gongcheng Xuebao,2006,22(1):7-18

[5] Dracker R A. The development and use of oxygen-carrying blood substitutes. Immunol Invest,1995,24(1-2):403-410

[6] Squires J E. Artificial blood. Science,2002,295(5557):1002-1005

[7] Gao W,Bian Y Z,Chang T M S. Novel Nanodimension artificial red blood cells that act as O_2 and CO_2 carrier with enhanced antioxidant activity: PLA-PEG nanoencapsulated PolySFHb-superoxide dismutase-catalase-carbonic anhydrase. Artif Cells Blood Substit Immobil Biotechnol,2013,41(4): 232-239

[8] Shan X Q,Yuan Y,Liu C S. Comparison of the PLA-mPEG and mPEG-PLA-mPEG copolymers nanoparticles on the plasma protein adsorption and in vivo biodistribution. Soft Matter,2009,5: 2875-2883

[9] Gulati A. Recent advances in the development of haemoglobin-based blood substitutes. Expert Opin Investig Drugs,1997,6(11):1659-1669

[10] Hsia C J. Is there a need for blood substitutes in the new millennium,and what should we expect in the way of safety and efficacy? A development perspective. Artif Cells Blood Substit Immobil Biotechnol,2001,29(3):vii-x

[11] Sekiguchi S. Present status and future prospects in development of blood substitutes. Nippon Naika Gakkai Zasshi,1998,87(5):941-949

[12] Geyer R P. Development of perfluorochemical blood substitutes. Artif Organs,1984,8(1):2-3

[13] Waxman K. Perfluorocarbons as blood substitutes. Ann Emerg Med,1986,15(12): 1423-1424

[14] 王春玲. 人工血液代用品及其应用进展. 国外医学输血及血液学分册,2005,28(3):260-259

[15] Lowe K C. Fluorinated blood substitutes and oxygen camers. J Fluorine Chemistry,2001,(109):59-65

[16] Pape A,Habler O. Alternatives to allogeneic blood transfusions. Best Pract Res Cl Anaesthesiol,2007,21(2):221-239

[17] Papadimitriou D K,Pitoulias G A,Kotakidou R E,Alvanou Achparaki A E,Kaidoglou Anagnostopoulou E N. Prolongation of the intestinal viability using oxygenated perfluorocarbon in an experimental model of acute intestinal ischemia. Eur J Vasc Endovasc Surg,2004,28(6):636-641

[18] Low P S,Kannan R. Effect of hemoglobin denaturation on membrane structure and IgG binding: Role in

red cell aging. Prog Clin Biol Res,1989,319:525-546

[19] Savitsky J P,Doczi J,Black J,Arnold J D. A clinical safety trial of stroma-free hemoglobin. Clin Pharmacol Ther,1978,23(1):73-80

[20] Feola M,Gonzalez H,Canizaro P C,Bingham D,Periman P. Development of a bovine stroma-free hemoglobin solution as a blood substitute. Surg Gynecol Obstet,1983,157(5):399-408

[21] Lee R,Atsumi N,Jacobs E E,Jr. ,Austen W G,Vlahakes G J. Ultrapure,stroma-free,polymerized bovine hemoglobin solution: evaluation of renal toxicity. J Surg Res,1989,47(5):407-411

[22] Chang T M. Modified hemoglobin as red blood cell substitutes. Biomater Artif Cells Artif Organs,1987,15(2):323-328

[23] Chang T M. Red blood cell substitutes: Microencapsulated hemoglobin and cross-linked hemoglobin including pyridoxylated polyhemoglobin &. conjugated hemoglobin. Biomater Artif Cells Artif Organs,1988,16(1-3):11-29

[24] Snyder S R,Walder J A. Chemically modified and recombinant hemoglobin blood substitutes. Biotechnology,1991,19:101-116

[25] Chang T M. Modified hemoglobin-based blood substitutes: Crosslinked,recombinant and encapsulated hemoglobin. Vox Sang,1998,74 Suppl 2:233-241

[26] Lu X,Zheng C,Xu Y,Su Z. Disuccinimidyl suberate cross-linked hemoglobin as a novel red blood cell substitute. Sci China C Life Sci,2005,48(1):49-60.

[27] Dragan S A,Olsen K W,Moore E G,Fitch A. Spectroelectrochemical study of hemoglobin A,alpha-and beta-fumarate crosslinked hemoglobins: implications to autoxidation reaction. Bioelectrochemistry,2008,73(1):55-63

[28] Schubert A,O'Hara J F,Jr. ,Przybelski R J,Tetzlaff J E,Marks K E,Mascha E. Effect of diaspirin crosslinked hemoglobin (DCLHb HemAssist) during high blood loss surgery on selected indices of organ function. Artif Cells Blood Substit Immobil Biotechnol,2002,30(4):259-283

[29] Razynska A,Matheson-Urbaitis B,Fronticelli C,Collins J H,Bucci E. Stabilization of the tetrameric structure of human and bovine hemoglobins by pseudocrosslinking with muconic acid. Arch Biochem Biophys,1996,326(1):119-125

[30] Nemoto M,Mito T,Brinigar W S,Fronticelli C,Koehler R C. Salvage of focal cerebral ischemic damage by transfusion of high O_2-affinity recombinant hemoglobin polymers in mouse. J Appl Physiol,2006,100 (5):1688-1691

[31] Yanase H,Manning L R,Vandegriff K,Winslow R M,Manning J M. A recombinant human hemoglobin with asparagine-102(beta) substituted by alanine has a limiting low oxygen affinity,reduced marginally by chloride. Protein Sci,1995,4(1):21-28

[32] Villarreal D M,Phillips C L,Kelley A M,Villarreal S,Villaloboz A,Hernandez P,Olson J S,Henderson D P. Enhancement of recombinant hemoglobin production in Escherichia coli BL21(DE3) containing the Plesiomonas shigelloides heme transport system. Appl Environ Microbiol,2008,74(18):5854-5856

[33] Conover C D,Linberg R,Gilbert C W,Shum K L,Shorr R G. Effect of polyethylene glycol conjugated bovine hemoglobin in both top-load and exchange transfusion rat models. Artif Organs,1997,21(10):1066-1075

[34] Conover C D,Linberg R,Shum K L,Shorr R G. The ability of polyethylene glycol conjugated bovine hemoglobin (PEG-Hb) to adequately deliver oxygen in both exchange transfusion and top-loaded rat mo-

dels. Artif Cells Blood Substit Immobil Biotechnol,1999,27(2):93-107

[35] D'Agnillo F,Chang T M. Cross-linked hemoglobin-superoxide dismutase-catalase scavenges oxygen-derived free radicals and prevents methemoglobin formation and iron release. Biomater Artif Cells Immobil Biotechnol,1993,21(5):609-621

[36] Razack S,D'Agnillo F,Chang T M. Crosslinked hemoglobin-superoxide dismutase-catalase scavenges free radicals in a rat model of intestinal ischemia-reperfusion injury. Artif Cells Blood Substit Immobil Biotechnol,1997,25(1-2):181-192

[37] Van der Linden P,Vincent J L. Effects of blood transfusion on oxygen uptake: Old concepts adapted to new therapeutic strategies? Crit Care Med,1997,25(5):723-724

[38] Chang T M. Semipermeable Microcapsules. Science,1964,146:524-525

[39] Miller I F,Mayoral J,Djordjevich L,Kashani A. Hemodynamic effects of exchange transfusions with liposome-encapsulated hemoglobin. Biomater Artif Cells Artif Organs,1988,16(1-3):281-288

[40] Phillips W T,Klipper R W,Awasthi V D,Rudolph A S,Cliff R,Kwasiborski V,Goins B A. Polyethylene glycol-modified liposome-encapsulated hemoglobin: A long circulating red cell substitute. J Pharmacol Exp Ther,1999,288(2):665-670

[41] Awasthi V D,Garcia D,Klipper R,Goins B A,Phillips W T. Neutral and anionic liposome-encapsulated hemoglobin: Effect of postinserted poly(ethylene glycol)-distearoylphosphatidylethanolamine on distribution and circulation kinetics. J Pharmacol Exp Ther,2004,309(1):241-248

[42] Farmer M C,Johnson S A,Beissinger R L,Gossage J L,Lynn A B,Carter K A. Liposome-encapsulated hemoglobin: A synthetic red cell. Adv Exp Med Biol,1988,238:161-170

[43] Li S,Nickels J,Palmer A F. Liposome-encapsulated actin-hemoglobin (LEAcHb) artificial blood substitutes. Biomaterials,2005,26(17):3759-3769

[44] Arifin D R,Palmer A F. Determination of size distribution and encapsulation efficiency of liposome-encapsulated hemoglobin blood substitutes using asymmetric flow field-flow fractionation coupled with multi-angle static light scattering. Biotechnol Prog,2003,19(6):1798-1811

[45] Ohki N,Kimura T,Ogata Y. The reduction of methemoglobin in Neo Red Cell. Artif Cells Blood Substit Immobil Biotechnol,1998,26(5-6):477-485

[46] Sakai H,Tsai A G,Rohlfs R J,Hara H,Takeoka S,Tsuchida E. Microvascular responses to hemodilution with Hb vesicles as red blood cell substitutes: Influence of O_2 affinity. Am J Physiol,1999,276(2 Pt 2):H553-562

[47] Buehler P W,Vallelian F,Mikolajczyk M G,Schoedon G,Schweizer T,Alayash A I. Structural stabilization in tetrameric or polymeric hemoglobin determines its interaction with endogenous antioxidant scavenger pathways. Antioxid Redox Signal,2008,10(8):1449-1462

[48] Chang R S. HeLa marker chromosomes,Chang liver cells,and liver-specific functions. Science,1978,199 (4328):567-568

[49] Zhao J,Liu C S,Yuan Y. Preparation of hemoglobin-loaded nano-sized particles with porous structure using as oxygen carrier. Biomaterials,2007,28:1414-1422

[50] Piras A M,Dessy A,Chiellini F,Chiellini E,Farina C,Ramelli M. Polymeric nanoparticles for hemoglobin-based oxygen carriers. Biochim Biophys Acta,2008,1784(10):1454-1461

[51] Xu F,Yuan Y,Shan X Q,Liu C S. Long-circulation of hemoglobin-loaded polymeric nanoparticles as oxygen carriers with modulated surface charges. Intern J Pharmaceu,2009,377:199-206

［52］Arifin D R,Palmer A F. Polymersome encapsulated hemoglobin：a novel type of oxygen carrier. Biomac-romolecules,2005,6(4):2172-2181

［53］Chang T M S, Yu W P. Biodegradable polymer membrane containing hemoglobin for blood substitutes. USA Patent 5670173, 1997-09-23

［54］Stanworth S J,Cockburn H A,Boralessa H. Which groups of patients are transfused? A study of red cell usage in London and southeast England. Vox Sang,2002,83(4):352-357

［55］LaMuraglia G M,O'Hara P J,Baker W H. The reduction of the allogenic transfusion requirement in aortic surgery with a hemoglobin-based solution. J Vasc Surg,2000,31(2):299-308

［56］Cheng D C,Mazer C D,Martineau R. A phase 1 dose-response study of hemoglobin raffimer(Hemolink) in elective coronary artery bypass surgery. J Thorac Cardiovasc Surg,2004,127(1):179-86

［57］Marinello E, Tabucchi A, Miraldi F, Barretta A, Rosi F, Carlucci F. Role of bovine hemoglobin en-riched cardioplegia in myocardial preservation. Adv Exp Med Biol, 2000,486:171-174

［58］Carlucci F, Miraldi F, Barretta A, Marullo A G M, Marinello E, Tabucchi A. Preservation of myocar-dial energy status by bovine hemoglobin solutions during ischemia. Biomed Pharmacother, 2002,56(5):247-253

［59］Serna D L, Powell L L, Kahwaji C, Wallace W C, West J, Cogert G,Smulowitz P,Steward E,Purdy R E,Milliken J C. Cardiac function after eight hour storage by using polyethylene glycol hemoglobin versus crystalloid perfusion. ASAIo J, 2000,46(5):547-552

［60］Jones B U, Serna D L, Smulowitz P, Connolly P, Farber A, Beckham G,Shrivastava V,Kahwaji C, Steward E,Purdy R E,Parker W L,Aqes B,Milliken J C. Extended *ex vivo* myocardial preservation in the beating state using a novel polyethylene glycolated bovine hemoglobin perfusate based solution. ASAIO J, 2003,49(4):388-394

［61］Kauvar D S,Lefering R,Wade C E. Impact of hemorrhage on trauma outcome：an overview of epidemio-logy,clinical presentations,and therapeutic consideration. J Trauma,2006,60:3-11

第 2 章　纳米微囊型血液代用品的制备与表征

微囊型血液代用品主要由血红蛋白和微囊两部分组成。血红蛋白的材料来源有三种:从血浆捐献过程和过期的人血中提取的血红蛋白、从动物(尤其是牛)血中提取的血红蛋白和由转基因生物生产出的重组人血红蛋白。牛血红蛋白虽然结构异于人血红蛋白,又有传播异种间病毒的风险,但是其来源丰富,价格低廉,且通过比 2,3-二磷酸甘油酸(2,3-DPG)更简单的氯离子来调节其与氧的亲和力,因而应用前景广阔。重组人血红蛋白是将经过化学修饰的人血红蛋白基因编码转入转基因生物中,利用基因复制来产生交联或聚合血红蛋白,现在已经成功实现了在菌体、转基因动物和转基因植物中的表达。微囊是用高分子生物材料制成的微小闭合囊泡,其直径可达纳米级。目前制备血代品微囊的生物材料有天然材料和合成可降解材料。天然材料主要是卵磷脂等脂质,由它制备成的微囊又叫脂质体(liposome)。脂质体包被血红蛋白(liposome encapsulated hemoglobin,LEH)的"细胞膜"与人体细胞膜相似,但无抗原性。合成可降解材料主要有聚乳酸、聚乙醇酸和聚交酯等,由它制备的微囊又叫聚合体(polymersome)。聚合体包被血红蛋白(polymersome encapsulated hemoglobin,PEH)的"细胞膜"没有代谢功能,但具有选择透过性。

2.1　微囊型血液代用品的理化性质表征

理化性质的评价对于载蛋白微囊的研究和开发是非常重要的。主要考察其物理的、化学的和药剂学方面的质量,以保证其理化质量的可控性。用来描述纳米微囊理化特性的主要参数有表面形态、粒径分布(包括粒径和多分散性)、表面电荷(ζ电位)、热性能(示差扫描量热分析,DSC)、结晶行为(如 X 射线衍射,XRD)以及体外释放等。粒径分布及表面电荷等理化性质直接影响纳米微囊的载药性、体内分布、靶向性及稳定性,是评价纳米微囊十分重要的质量参数,并为研究方案和试验设计提供依据和指导。

2.1.1　外观形貌

对于纳米微囊的形态观察,一般用透射电镜(transmission electron microscopy,TEM)或扫描电镜(scanning electron microscopy,SEM)。例如用透射电镜观察时,一般取样品溶液适量,经超速冷冻离心后,取沉降物,加少量蒸馏水混合分

散,用 1.5% 的磷钨酸染色后,滴于镀膜后的电镜制样铜网上,自然干燥后,放入透
射电镜观察形态并拍摄照片。若采用扫描电镜,则将少量微囊分散液涂布于载玻
片上,自然干燥,经乙醇脱水、喷金后方能观察、拍照。

　　华东理工大学的科研人员采用改良型复合乳液法制备的载血红蛋白纳米微
囊,其微观形貌多呈球形或椭球形,且表面光滑(如图 2.1 和图 2.2 所示)。

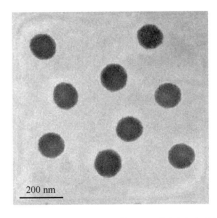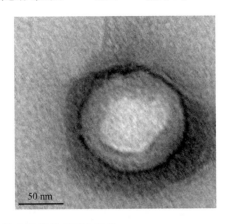

图 2.1　包埋血红蛋白的纳米微囊的 TEM 照片

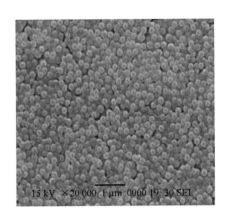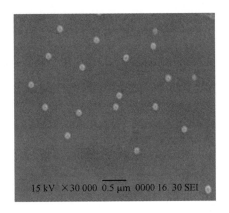

图 2.2　包埋血红蛋白的纳米微囊的 SEM 照片

2.1.2　粒径大小及粒径分布范围

　　一般可以直接用测微尺随机测量电镜照片上的粒子的粒径,经放大倍数折算
后得粒子直径及其分布,一般每张照片的测量数目不少于 500 个。另外,可以直接
将一定量的样品悬浮液加入样品池,用激光粒度分析仪测定粒径及分布。光子相
关光谱(photon correlation spectroscopy,PCS)也是常用的方法之一。后两者是属
于光感应方法,通过测光强等光效应参数进而折算出粒子的大小。图 2.3 为采用

改良型复乳液法得到的结果,纳米微囊粒径均一,粒度分布基本在 70～220 nm 之间,符合长循环对纳米微囊的要求。

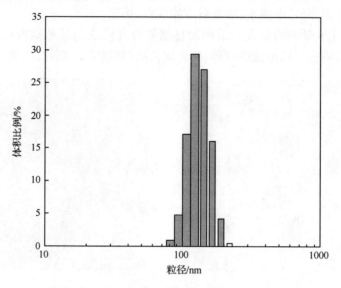

图 2.3　血红蛋白基纳米微囊的粒径分布

2.1.3　包封率

包封率可定义为微囊中药物量占总投药量的百分比,用以评价生产工艺与生产成本,可由下式计算而得:

$$包封率 = 微囊中药物量 / 总投药量 \times 100\%　　　　　(2.1)$$

包封率越高,则制备工艺越理想。对于载药纳米微囊的分散液,通常用超速离心、超滤等方法先分离纳米微囊,然后经适当的溶剂溶解聚合物,再对药物进行定量分析。当然,先测总药量再测上清液或滤液中的游离药量,然后作差计算也可。对于干燥的纳米粒产品,可以直接加入适当的溶剂溶解聚合物,再用适当溶剂对药物进行萃取后定量分析。

为了构建长循环纳米微粒,华东理工大学的科研人员将微囊的粒径成功控制在 70～200 nm,这就决定了其比表面积很大。正因为有如此大的比表面积,使得内水相中的血红蛋白更加容易扩散进入外水相,导致包封率降低。在实验过程中,他们也确实遇到了这样的问题,如图 2.4 所示。

因此如何在确保粒径的前提下,提高微囊包封率就成为一个重要考察内容。通过改变内外水相的体积比、优选载体材料、调整油相中载体材料的浓度、内水相血红蛋白的浓度和外水相中稳定剂及盐的浓度以及添加内水相稳定剂等方法来对微囊的包封率进行调控,得到一些很有意义的结果。

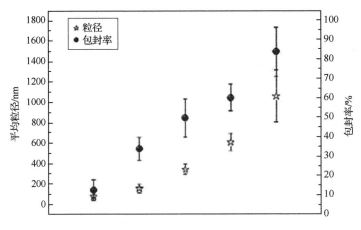

图 2.4 微囊粒径和包封率之间的变化关系

2.1.4 纳米微囊中蛋白的包载量

纳米微囊的载药量是微囊物理化学性能的一个重要指标。载药量的高低决定了药物的利用率和药效。尤其对于血红蛋白基微囊来说,载药量直接影响着微囊的携氧性能。到目前为止,通常测定载药量的方法是二步法:分离药物和囊材;测定分离后药物总量,进而计算载药量。一般通过加入强腐蚀性有机溶剂破坏微囊壳材,再采用萃取、过滤、离心等手段,收集出药物。隐患是强腐蚀性的溶剂在破坏囊材的同时,也影响药物或蛋白质的活性和结构,造成分析误差。

傅里叶红外光谱法通常采用固体粉末压片法制样,不用对样品进行特殊处理,是定性分析各种聚合物纳米微囊的重要方法。华东理工大学研究团队以聚丙烯腈(PAN)作为内标物,建立了用傅里叶变换红外光谱仪定量测定血红蛋白微囊载药量的方法,并对三种不同组成的三嵌段聚合物聚乙二醇-聚乳酸-聚乙二醇(PEG-PLA-PEG,其中 PEG 含量分别为 5%,15% 和 30%,分别记为 PELE5,PELE15 和 PELE30)微囊中血红蛋白含量进行了测定。

1. 血红蛋白特征峰的选择和标准曲线的建立

Hb 的红外光谱图见图 2.5(a)。从图中可见,Hb 最强的吸收峰分别出现在 $1655\ cm^{-1}$ 和 $1540\ cm^{-1}$ 处,这分别是 Hb 分子中—COO—(amide Ⅰ)基团的伸缩振动峰和卟啉环上的 N—H(amide Ⅱ)键的弯曲振动吸收信号。尽管 $1655\ cm^{-1}$ 的吸收峰更强,但从图 2.5(b)可见,在该处附近壳材有红外吸收,对其产生光谱干扰。在 $1540\ cm^{-1}$ 处及其附近则没有光谱干扰,故选择 $1540\ cm^{-1}$ 处的吸收峰作为 Hb 的特征吸收峰对其进行定量检测。

在筛选内标物时,发现白色粉末状聚丙烯腈(PAN)对于分析体系中的所有物质无任何化学活性,其红外特征峰[如图 2.5(b)所示]在 Hb 和四种聚合物壳材没有吸收的区域(约 2241 cm^{-1},为—C≡N 的伸缩振动峰)有强度足够的吸收峰,并且峰形非常尖锐,可以此作为内标峰;另外,PAN 在 1540 cm^{-1} 及其附近没有吸收,基线平坦,也就是对 Hb 特征吸收峰没有干扰,完全符合作为本定量体系内标物的要求。

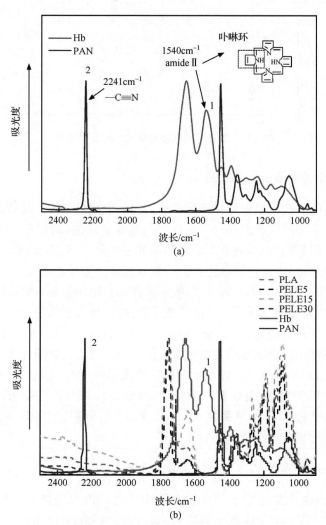

图 2.5　内标物 PAN 与纯血红蛋白及四种聚合物壳材的特征吸收峰

　　分别称取 2000 mg 溴化钾与 20 mg 血红蛋白/PAN/空白微球混合物充分混匀后再准确称取 200 mg,做固体压片,测定吸光度,数值和回归曲线方程见表 2.1。

表 2.1　内标法定量血红蛋白含量的线性回归方程以及相关线性

样品点		X Hb∶PAN (mg∶mg)	Y 吸光度比 $A_{Hb}∶A_{PAN}$	回归方程	相关系数 R^2	线性范围
PLA	1	0.00175	0.27403			
	2	0.00838	0.30921			
	3	0.01677	0.35367	$y = 5.3010x + 0.2648$	1.0000	0.0018～0.1000
	4	0.05015	0.53070			
	5	0.10002	0.79517			
PELE 5%	1	0.00317	0.21350			
	2	0.00855	0.22864			
	3	0.01910	0.26538	$y = 2.9987x + 0.2040$	0.9998	0.0031～0.1025
	4	0.05098	0.35888			
	5	0.10252	0.51463			
PELE 15%	1	0.00208	0.29308			
	2	0.00855	0.32877			
	3	0.01660	0.37481	$y = 5.2718x + 0.2837$	0.9999	0.0021～0.1005
	4	0.04985	0.54660			
	5	0.10052	0.81462			
PELE 30%	1	0.00175	0.18620			
	2	0.00838	0.22636			
	3	0.01677	0.27012	$y = 6.0551x + 0.1756$	0.9994	0.0017～0.1000
	4	0.05015	0.47026			
	5	0.10000	0.78923			

2. 微囊中血红蛋白含量的测定

由标准曲线(表 2.1)可知,由准确称量值计算出的蛋白 Hb 和内标物 PAN 的质量比($x_p/x_{i.s.}$)与由光谱数据采集而计算出的吸收峰高比($h_p/h_{i.s.}$)成良好的线性关系:

$$\frac{x_p}{x_{i.s.}} = \frac{h_p}{h_{i.s.}} \times A + B \qquad (2.2)$$

式中, A 和 B 分别是标准曲线的斜率和截距,可从标准曲线拟合公式中得出。

由于在制备定标混合物样品时,我们将内标物 PAN 和血红蛋白充分研磨混合,所以在待测压片中的质量比也就是实际样品中的质量比 $\left(\dfrac{W_p}{W_{i.s.}}\right)$,公式(2.2)

可修正为：

$$\left(\frac{W_{\mathrm{p}}}{W_{\mathrm{i.s.}}}\right)_{\mathrm{sample}} = \left(\frac{W_{\mathrm{p}}}{W_{\mathrm{i.s.}}}\right)_{\mathrm{pellet}} = \left(\frac{x_{\mathrm{p}}}{x_{\mathrm{i.s.}}}\right)_{\mathrm{pellet}} = \frac{\dfrac{h_{\mathrm{p}}}{h_{\mathrm{i.s.}}} - B}{A} \tag{2.3}$$

根据载药量的基本公式，微囊中的蛋白含量可用式(2.4)表示：

$$\mathrm{D.\,L.\,\%} = \frac{W_{\mathrm{p}}}{W_{\mathrm{NP}}} \times 100\%$$

$$= \frac{\left(\dfrac{h_{\mathrm{p}}}{h_{\mathrm{i.s.}}} - B\right)}{A} \times \frac{W_{\mathrm{i.s.}}}{W_{\mathrm{NP}}} \times 100\% \tag{2.4}$$

$$= \psi \times \left(\frac{h_{\mathrm{p}}}{h_{\mathrm{i.s.}}} - B\right) \times 100\%$$

式中，$W_{\mathrm{i.s.}}$（即 W_{PAN}）和 W_{NP} 可由准确称量获得，因此 $\psi = \dfrac{W_{\mathrm{i.s.}}}{A \times W_{\mathrm{NP}}}$ 是一个常数，随聚合物壳材种类不同而变化。

血红蛋白的测量按照上述方法检测，由于加入的内标物是已知的，因此可容易地求得血红蛋白的含量。

首先按照 1∶4 的质量比例称量配制不同壳材的血红蛋白微囊和内标物 PAN 的共混物，具体质量见表 2.2。

表 2.2　待测样品和内标物的质量

样品[a]	F1	F2	F3	F4
W_{NP}/g	0.0152±0.0001	0.0151±0.0002	0.0152±0.0002	0.0151±0.0003
W_{PAN}[b]/g	0.0601±0.0002	0.0603±0.0002	0.0601±0.0001	0.0602±0.0001

a. (F1) PLA,(F2) PELE 5%,(F3) PELE 15%, (F4) PELE 30%;

b. 内标物 PAN 的加入量为一定值。

经过充分研磨，取出共混物压成 0.5 mm 厚度的小片，经红外光谱仪检测其在 2241 cm^{-1} 和 1540 cm^{-1} 处的特征吸收值。四种壳材制备的微囊与 PAN 共混物的红外吸收光谱见图 2.6。

由图 2.6 可以看出，每个样品的五条光谱均基本重合，也可以说明用红外光谱法进行定量测试，其重复性好，数据稳定可靠。

结合表 2.2 的质量和图 2.6 的光谱吸收值，根据公式(2.4)可以计算出不同聚合物壳材包埋血红蛋白的含量，见图 2.7。可以发现，当壳材中 PEG 含量小于 5% 时，微囊中血红蛋白的含量基本没有变化，而当 PEG 含量提高到 15% 时，Hb 含量达到最高值，提高了 10%。然而，过高的 PEG 含量却阻止了血红蛋白的包埋。在图中表示为，当 PEG 含量高于 15% 时，随 PEG 含量提高载药量明显下降，甚至降到了最低值(16.77%)。这一变化表明这类微囊的载药量具有明显的 PEG 依赖性。

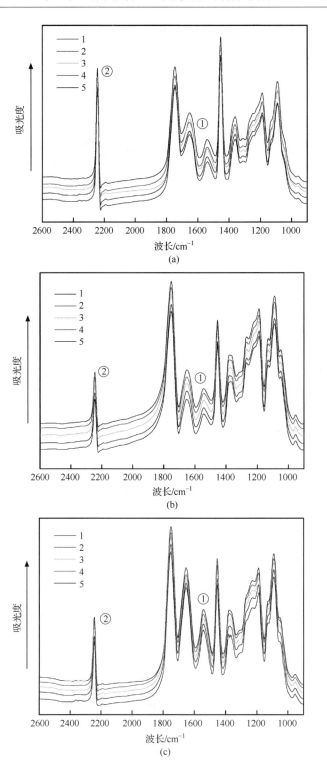

(a)

(b)

(c)

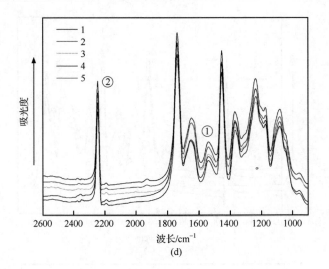

图 2.6　不同聚合物微囊的红外光谱

(a) PLA；(b) PELE 5%；(c) PELE 15%；(d) PELE 30%(图中每组为五个独立平行样)

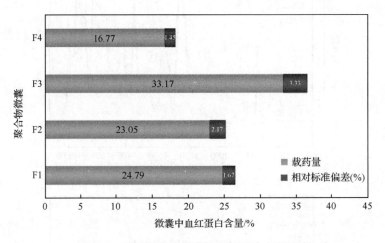

图 2.7　不同聚合物微囊的血红蛋白含量测定

　　研究表明[1]，影响微囊载药能力的因素主要有：①药物对壳材的亲和力；②内水相体积；③药物本身的亲水性；④药物的自聚集等。本实验采用相同的内水相体积，药物种类相同即其亲水性和自聚集能力相同，唯一不同的是壳材料中 PEG 含量的差异，也就是壳材料本身的亲水性差异。表明壳材中的 PEG 对血红蛋白微囊载药量有直接影响，这与其他[2,3]的结果相一致。由于 PEG 有很强的亲水性，因此对于 $W_1/O/W_2$ 型复乳液而言，在制备成囊过程中 PEG 链段不仅可以向外水相伸出，同时也可以伸向内水相。这就是说，PEG 可以作为亲水长链阻碍蛋白包埋，也可以携带血红蛋白进入微囊中心。实验结果表明，这种功能的转换取决于 PEG 含量的变化。

当 PEG 含量低时,微囊表面出现很多空隙,因此亲水的血红蛋白分子吸附到 PEG 链段上,在微囊成型过程中被代入内水相中,从而提高了微囊中血红蛋白含量,如图 2.8(a)所示;然而,当 PEG 含量提高,其在微囊表面的密度随之增加,其亲水长链的空间位阻效应超过了其亲和血红蛋白的性能,过多的长链阻止了血红蛋白分子进入微囊内部,如图 2.8(b)所示。

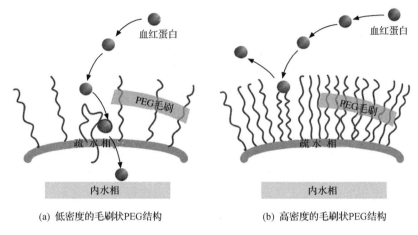

(a) 低密度的毛刷状PEG结构　　　　　　(b) 高密度的毛刷状PEG结构

图 2.8　PEG 含量影响聚合物微囊载药量示意图

2.1.5　表面电荷[4]

颗粒表面的荷电性与其大小影响颗粒之间、颗粒与表面活性剂分子及其他化学物质之间的静电作用力,因而,影响颗粒之间的凝聚和分散特性以及表面改性剂在颗粒表面的吸附作用。Stern 认为,若颗粒表面带有某种电荷(如正电荷),其表面就会吸附相反电性的电荷(即负电荷),构成双电层。Grahame 在 Stern 双电层概念的基础上,将 Stern 层分为两层,即内 Helmholtz 层和外 Helmholtz 层,他认为内层是由未水化离子组成,并紧靠近固体微粒表面,即 Stern 模型中的 Stern 层。外层是扩散层,由水化离子组成,又分成两部分,其中一部分与固体吸附较紧密,可以随固体微粒运动,称外 Helmholtz 层,而另一部分扩散得较远,不随固体微粒移动而移动。其滑动面上的电位称 ζ 电位。可见,ζ 电位实际上不是粒子界面的电位,只是吸附层外侧的电位。吸附层越厚,ζ 电位就越低。假如颗粒表面上的正电荷数与固定层吸附的负离子数相符,ζ 电位就变成了零,此时对应溶液的 pH 值称为等电点。通常 ζ 电位的存在与大小同纳米微囊分散系统的贮存稳定性密切相关,即 ζ 电位的绝对值高的粒子因电斥力大而不易聚集。但是有空间稳定剂(steric stabilizer,如 Poloxamer 188)存在时,ζ 电位低的粒子也能够稳定存在,因为空间稳定剂的存在可促使新界面的形成,防止纳米微粒的聚集。

　　有关ζ电位的测定,传统采用显微电泳法,该方法是靠测定带电粒子在外加电场作用下的移动速度来确定其ζ电位,此方法很难精确测定粒子的位移,误差较大。电泳光散射(electrophoretic light scattering,ELS)是将激光光散射与显微电泳结合起来的新技术,是用激光光散射来精确地测定粒子在外电场作用下的动力学性质[5],如胶体粒子的电泳迁移率、ζ电位、扩散系数、粒子的大小、沉降速度及电导率等。该方法不仅可弥补显微电泳法的不足,同时具有测量速度快、分辨率高和适应范围广等优点。

　　ELS是将电泳和光散射结合起来的一种新型光散射。它的光散射理论基础仍然是准弹性碰撞,只是在式样槽中加上一个外电场而已。在一个带电粒子的溶液中加上一个直流外电场,带电粒子即以一个固定速度向一电极方向移动,与之相应的动力光散射光谱产生多普勒漂移。实验测得谱线的漂移,就可以求得带电粒子的电泳速度,从而求得ζ电位。

　　分散在水介质中的微囊表面均会带有一定量的电荷,粒子表面的电荷性与其大小影响颗粒之间、颗粒与表面活性剂分子及其他物质之间的静电作用力。华东理工大学的科研人员对微囊的ζ电位及其主要影响因素进行了研究。将制备好的蛋白微囊用不同pH值缓冲溶液稀释,测定其ζ电位,结果如图2.9所示。

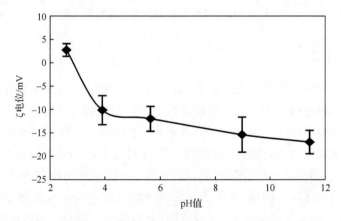

图 2.9　不同 pH 对微囊的 ζ 电位的影响
图中所有数据点均为三个独立测试的结果的平均值±SD

　　从图2.9的微囊ζ电位图可以看出,微囊的ζ电位随着分散介质pH值的改变会发生明显的变化,当介质呈强酸性时,微囊表面ζ电位为正,而随着pH值的逐渐增大,介质由酸性逐渐呈碱性时,微囊表面的负电性逐渐增强。在pH值7.4时,ζ电位约为-15 mV。

2.1.6　微囊悬浮液的稳定性

微囊悬浮液中的微囊在静置过程中若发生了絮凝、聚并和沉降,则说明悬浮液的贮存稳定性发生了变化。定量的表示可采用浓缩体系稳定性分析测定。原理如图 2.10 和图 2.11 所示,在恒温静置的条件下,使用 880 nm 的近红外光对微囊悬浮液进行扫描,两个同步的光学传感器分别接收透光和背散射信号,若悬浮液稳定性发生了变化,则悬浮液的透光率或背散射率会随之发生变化。考察透明容器中不同液位处透光率或背散射率随时间的变化即可代表微囊在该悬浮体系中的稳定性。

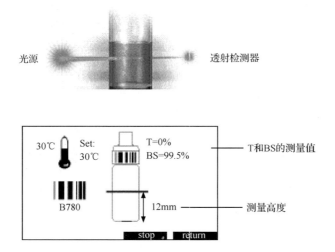

图 2.10　浓缩体系全功能稳定分析仪采用透光率测定微囊悬浮稳定性示意图

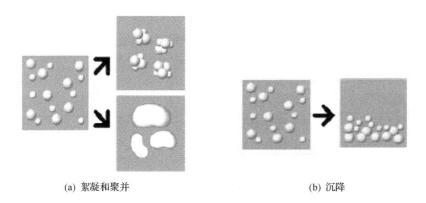

(a) 絮凝和聚并　　　　　　　　　　　(b) 沉降

图 2.11　纳米微囊在悬浮液中的絮凝、聚并和沉降

2.1.7　X 射线衍射

为了证明血红蛋白被有效地包埋在聚合物壳内,可以对微囊进行 X 射线衍射(X-ray diffraction,XRD)研究。XRD 是当能量在 $10\sim50$ keV(相应波长为 $25\sim120$ pm)范围的 X 射线射入晶体后,迫使原子周围的电子做周期振动,产生相应的新的电磁辐射,发生所谓 X 射线衍射现象。由于 X 射线的相互干涉和相互叠加,因而在某个方向得到加强,就出现了衍射现象。粉末衍射法广泛用于晶体材料的定性分析,作为一种"指纹"鉴定法来辨认结晶材料的化学组成。由于每一种物质的结晶都具有特定的结构,其粉末衍射图也都有其特征,犹如每个人都有特征的指纹那样,用于鉴别。在鉴别晶体化合物时,各晶体物质在相同的角度处具有不同的晶面间距,从而显示不同的衍射峰[6]。首先采用具有半结晶性的聚合物 PCL 作为包埋血红蛋白的载体材料,分别制备了血红蛋白微囊和空白微囊,分离纯化冻干后备用。对血红蛋白微囊、血红蛋白、空白微囊以及血红蛋白与空白微囊的物理混合物等四种样品的冻干品进行 XRD 的测试,结果如图 2.12 所示。图谱及衍射数据显示,在扫描范围内,物理混合物显示出血红蛋白与空白微囊衍射的叠加。血红蛋白微囊完全是新的衍射图形,血红蛋白和血红蛋白微囊分别有 10 个和 12 个强度不等的衍射峰,血红蛋白在 $8.939°$、$20.480°$、$22.840°$等处的特征衍射峰在载蛋白微囊的图谱中均已消失,代之以 $21.440°$、$27.439°$、$31.760°$、$45.520°$和 $56.560°$等共 12 个特征峰,可以判定其与血红蛋白以及空白微囊的晶体结构不同,血红蛋白的衍射峰完全消失,微囊已形成新的衍射图形,表明血红蛋白已被包埋在聚合物壳材之中。

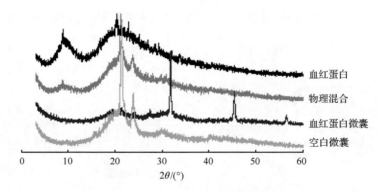

图 2.12　血红蛋白微囊、空白微囊、血红蛋白以及空白微囊与血红蛋白的物理混合物等样品的 XRD 图形

对于每一种结晶性物质都有特征的晶体结构,因而 X 射线衍射图也有对应的特征。在对微囊等的 XRD 图谱分析中,主要的分析对象是无结晶性的血红蛋白

和半结晶性的 PCL 载体聚合物。纯血红蛋白的衍射图谱呈"馒头"形,特征图谱不易受到其他因素的影响。而 PCL 是一种半结晶性的聚合物,聚合物结晶性同其他结晶性的小分子有截然不同的特性,其晶体的形成受结晶过程的条件影响非常大。不同的条件下,形成的聚合物晶体结构可能发生很大的变化。因此,PCL 在空白微囊和血红蛋白微囊中表现出的特征峰虽然都呈现出强烈的结晶性特征,但发生了一些位移。

2.1.8 示差扫描量热法

考察血红蛋白是否被有效地包裹在微囊中,也可以采用示差扫描量热法(differential scanning calorimetry,DSC)进行测定。DSC 是使试样和参比物在程序升温或降温的相同环境中,用补偿器测量使两者的温度差保持为零所必需的热量对温度(或时间)的依赖关系。DSC 的热谱图的横坐标为温度 T,纵坐标为热量变化率 dH/dt,得到的 dH/dt-T 曲线中出现的热量变化峰或基线突变的温度与测试物的转变温度相对应。要使试样与参比物的温度差保持为零,采用热量补偿器以增加电功率的方式迅即对参比物或试样中温度低的一方面给予热量的补偿,做功的多少即为试样的吸放热变化,通过记录下的 DSC 曲线直接反映出来,从而可以从谱图的吸放热峰的面积得到定量的数据。

对纳米微囊的壳材料聚己内酯、血红蛋白、空白微囊、血红蛋白微囊、血红蛋白和空白微囊的物理混合物等五个样品进行示差扫描量热(DSC)分析,测量温度范围为 $-30\sim300^{\circ}\text{C}$,升温速率为 $10^{\circ}\text{C}/\text{min}$,如图 2.13 所示。测试结果表明,壳材料聚己内酯的熔点在 79°C,空白微囊的吸热峰降至 60.1°C,这是因为受少量磷脂和胆固醇的影响,熔点下降。血红蛋白的吸收峰位置在 83°C,这个峰的位置在血红

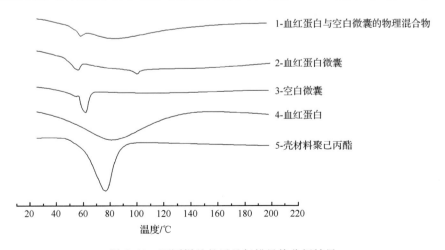

图 2.13 不同样品的示差扫描量热分析结果

蛋白和空白微囊的物理混合物的曲线上依然保留。在血红蛋白微囊的 DSC 曲线上,原来 83℃ 位置上的吸收峰消失,在 100℃ 附近出现吸收峰,血红蛋白在到达热变形条件时需要突破壳材料的障碍,因此会向高温方向偏移,说明血红蛋白被包埋在聚合物壳材中。

2.1.9 体外释放动力学

虽然载血红蛋白纳米微囊用作血代品并不期望其在进入体内后发生大量的蛋白释放[7,8],然而,微囊在体内的代谢过程首先包括蛋白从微囊中向外扩散并释放。因此,关于体外释放动力学的研究非常有必要。

研究纳米载蛋白微囊系统的体外释药先要了解载蛋白微囊的释药机制,其机制主要有:表面蛋白的解吸附、蛋白经骨架或聚合膜扩散、聚合物材料的溶蚀或降解而释放以及扩散和溶蚀或降解相结合等方式[9]。体外溶出可以了解蛋白的释药速率、持续时间、释放规律,并可推断释药机理。用累积溶出量对时间进行拟合,可得到释放动力学方程,通过寻找与体内环境相关的体外参数,作为制剂质量控制的指标。设计时以最大限度模拟体内环境为基础,根据具体的体内释放环境不同,溶出介质采用不同 pH 值的缓冲溶液或蒸馏水。

体外释放动力学的研究方法包括:利用人工或生物膜的扩散技术、透析技术、反向透析技术、超速离心、超滤、离心过滤[10]等。透析扩散技术是最常用的方法,透析可以很好地将纳米粒与释放介质(生理盐水或具有适宜 pH 的缓冲液)分离。将 5 mL 纳米粒的水分散物及 5 mL 的释放介质装入透析袋中,置于盛有一定量溶出介质的具塞容量瓶中。将容量瓶放入 37℃ 的恒温振荡箱中,定时取样,同时补液,用 UV 等测定样品中的药物含量。在动态膜透析法中,须扎紧透析袋两端,悬置于盛有释放介质的具塞容量瓶中,保持漏槽状态。体外释放的研究还可以用"给室"和"受室"分开(用人工或生物膜)的扩散技术。体外释药的研究对体内药代动力学及生物制剂学研究具有十分重要的意义。

2.2 脂质体型血液代用品的制备

2.2.1 脂质体简介

脂质体于 1956 年由英国学者 Bangham 和 Standish 用电镜观察悬浮于水中的磷脂时发现[11]。1971 年 Gregoriadis 和 Ryman 开始将脂质体用于药物载体研究[12]。

脂质体是脂类分子(类脂)的自组装体,是一种由一个或多个脂质双层中间包覆微水相的结构。脂质体可天然存在,也可人工制备。其结构如图 2.14 所示,构成双分子层的类脂分为亲水的头部和亲油的尾部两部分。脂质体的这种结构使其能够携带各种亲水的、疏水的或两亲性的物质,这些物质被包入脂质体内部水相,或插入类脂双分子层,或吸附在脂质体的表面。一般情况下,用天然磷脂合成的脂质体称为 liposome,把由其他类型表面活性剂制备的脂质体叫 niosome,国内也有人称之为囊泡(vesicle),这些都称为脂质体[13]。

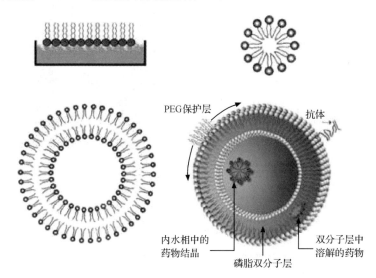

PEG保护层　　抗体

内水相中的
药物结晶　　　　双分子层中
　　　　　　　　溶解的药物
　　　磷脂双分子层

图 2.14　脂质体的结构

目前脂质体已在很多领域得到应用,尤其是在药物控释和基因载体方面有着非常吸引人的应用潜力[14]。

2.2.2　脂质体的组成

脂质体由磷脂、胆固醇和表面活性剂组成。

1. 磷脂

磷脂是脂质体的主要组成部分。磷脂分为卵磷脂、脑磷脂、大豆磷脂以及合成磷脂。磷脂主要有磷脂酰胆碱(PC)、磷脂酰乙醇胺(PE)、磷脂酰丝氨酸、磷脂酰甘油、磷脂酸等基本成分。磷脂的性质是决定脂质体的物理、化学稳定性、脂质体的包封率和粒径以及与药物的相互作用等的主要因素。磷脂由一个头部和两个尾部组成。头部为甘油的 C3 羟基结合无机磷酸基团,后者又与水溶性分子基团 R 酯化(R 为胆碱则为卵磷脂,若为胆胺则为脑磷脂);尾部是两条脂肪酸链与甘油剩下的两个 C1、C2 羟基酯化(如图 2.15)。

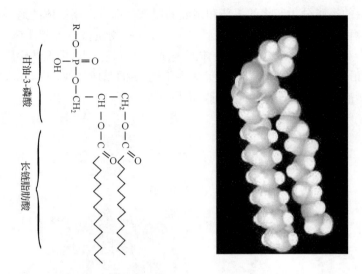

图 2.15　磷脂分子式及三维结构

2. 胆固醇

胆固醇可以改变磷脂在脂质双层中的排列次序及流动性。在脂质体中加入一些增强剂或具有流动性的脂质,可减弱角质层的屏障作用,降低其相转移温度(T_m),提高流动性,便于融合及药物吸收。

3. 表面活性剂

表面活性剂的作用是降低水的表面张力,从而可以提高脂质体粒子的分散性和稳定性。常用的表面活性剂有 PEG、Span、Tween、Carbomer 等。另外适量地加入胆酸钠、去氧胆酸钠表面活性剂可以增加脂质体的柔韧度,增强透皮能力,从而提高疗效。

2.2.3　脂质体的分类

脂质体的分类方法有很多种,按性质不同可以分为如下几类:

1. pH 敏感脂质体

pH 敏感的脂质体是基于肿瘤组织及炎症组织细胞的 pH 值比正常组织低的特点而设计的脂质体,如 pH 敏感脂质体二油酰磷脂酰乙醇胺(DOPE)。当脂质体处于中性 pH 环境时,DOPE 的羧基离子可提供有效静电排斥,使脂质体保持稳定;当所处环境 pH 值下降时,脂肪酸羧基质子化使静电排斥减少,因而形成六角方晶相(HⅡ相),引起脂质体膜不稳定,从而将包封物导入胞浆并浓集于病变组织,提高药物疗效并降低对周围正常组织的毒副作用。采用不同的膜材或调节脂质组成比例,可获得具有不同 pH 敏感性的脂质体。

2. 温度敏感脂质体

温度敏感脂质体又称热敏脂质体,是指当温度达到脂质材料的相变温度时,脂质体双分子膜的稳定性受到影响,膜的流动性和通透性增大,所包封药物的释放速率增大。制备该类脂质体所用的脂质材料有二棕榈酰磷脂酰胆碱(DPPC)、二棕榈酰磷脂酰甘油(DPPG)和二棕榈酰神经鞘磷脂(DPSP),其相变温度为 $41\sim43^{\circ}C$。温度敏感脂质体具有良好的热靶向性,如 Kakinuma 等[15]应用此类脂质体携载顺铂结合大鼠脑瘤局部加热($41^{\circ}C$,30 min),可显著增加药物在脑肿瘤部位的聚集。Chelvi 等[16]应用卵磷脂酰胆碱、胆固醇和乙醇制备了一种温度敏感脂质体,其相变温度为 $42.7^{\circ}C$。实验证明,应用该脂质体携载氮芥,结合肿瘤局部加热可大大提高输送到肿瘤的药量,缩小肿瘤体积,增加存活时间。热敏聚合物如 N-丙烯酰吡咯烷-NIPAM 共聚物[poly(Apr-co-NIPAM)]-2C$_{12}$与蛋黄卵磷脂(EPC)结合后可作为膜材制备热敏脂质体。以 poly(Apr-co-NIPAM)-2C$_{12}$-EPC 制备的热敏脂质体与普通脂质体相比,在 $37^{\circ}C$时被 CV1(一种非洲绿猴肾细胞系)细胞摄取的概率稍有降低,在 $42^{\circ}C$时摄取量大大增加。以热敏脂质体包封甲氨蝶呤后,在 $37^{\circ}C$时对细胞生长几乎没有抑制作用,而在 $42^{\circ}C$则可完全抑制细胞生长。

3. 磁性脂质体

磁性脂质体是在脂质体中掺入铁磁性物质制成。铁磁性材料在磁性脂质体中起导向和定位作用。当其在体外磁场的作用下,脂质体进入体内后,在体内定向移动和定位集中,使药物的靶向性和专一性增强,且对人体正常组织无较大影响,从而降低用量,提高疗效。铁磁性材料一般为四氧化三铁(Fe_3O_4)。Babincova 等[17]将 Fe_3O_4掺入到磷脂双分子层中,在外加磁场条件下,磁性脂质体靶向到特定组织中,以微波辐射 15 min 后,所包封的药物 6-羧基荧光素完全释放。

4. 空间稳定脂质体

传统脂质体在血液中由于血浆蛋白吸附、补体结合、调理、调理促吞噬作用以及 Fc-受体介导的吞噬作用,很快被 RES 的细胞识别、摄取而清除。为了延长脂质体的血循环时间,增强稳定性,在脂质体表面引入 PEG 复合物获得了空间稳定脂质体。PEG 复合物能形成空间位阻层,阻止血浆蛋白吸附于脂质体表面,保护脂质体不被识别、摄取,使脂质体清除减慢,药物作用时间延长。因此又被称为空间位阻脂质体或长循环脂质体。Bucke 等[18]通过在磷脂膜中掺入 PEG 等物质来延长脂质体体内半衰期,小鼠体内实验表明含 PEG4000 的脂质体注射后血中药物含量高,存留时间明显延长。

5. 阳离子脂质体

阳离子脂质体又称阳性脂质体、正电荷脂质体,是一种本身带有正电荷的脂质体。它可作为荷负电物质的传递载体,特别适用于蛋白质、多肽和寡核苷酸类物质、脱氧核糖核酸(DNA)、核糖核酸(RNA)等,所以在基因治疗方面有独特的应用。制备阳离子脂质体多用合成的双链季铵盐型表面活性剂,具有体外稳定性好、体内可被生物降解的特点,但有一定的细胞毒性。Yoshihisa 等[19]将 β-半乳糖苷酶-阳离子脂质体复合物腹腔注射到荷 ASPC-1 裸鼠体内,于第 3 天测定转染活性,发现 β-半乳糖苷酶在肿瘤组织中的表达高于正常组织。

6. 免疫脂质体

将单克隆抗体(也称为单抗或配基)修饰脂质体可制备免疫脂质体。单抗与靶细胞抗原-抗体特异性结合,可将脂质体靶向到特定细胞和器官,减少正常细胞毒性,提高局部药物浓度。Anderson 等[20]将 IL-2 脂质体用于肺转移瘤治疗,显示比游离 IL-2 更强的抗瘤活性,且未发现与 IL-2 相关的毒副作用。Adler 等[21]将黑色素瘤疫苗和小剂量 IL-2 一起包封入脂质体,用于临床晚期黑色素瘤转移患者,取得了一定疗效。

7. 前体脂质体

在脂质体的混悬液中加入一定量的支持保护剂(如山梨醇或甘露醇)进行冷冻干燥或喷雾干燥,可以得到干燥、具有良好流动性的固体颗粒或粉末,称为前体脂质体;应用前与水混合可迅速分散形成等张的脂质体混悬液。这种脂质体解决了稳定性和高温灭菌等问题,可以保存数年,还可减少巨噬细胞的吞噬,延长在血流中的循环时间。

8. 柔性脂质体

在脂质体组分中加入少量适宜的其他表面活性剂如胆酸钠、脱氧胆酸钠可以形成柔性脂质体。由于胆酸钠等表面活性剂插入磷脂双分子层中,增加了磷脂分子间距离,干扰磷脂酰基链的顺序,使其流动性增加。在皮肤水合作用下,柔性脂质体发生变形,从而促进药物的经皮渗透。

2.2.4　脂质体的制备方法

脂质体的制备方法可分为三大类:物理分散法、两相分散法、表面活性剂增溶法。

1. 物理分散法

物理分散法的基本原理是将类脂材料干燥成薄膜,然后加入水溶性介质分散、膨胀、水合(即以手摇法为基础),然后再进一步处理。这些方法的优点是制作简单,工艺也不复杂,但它们包封率都较低(微乳化法除外)。此类方法主要有以下几种:

(1) 薄膜法

这是最原始但也是至今为止最基本和应用最广泛的方法。类脂材料溶解在有机溶剂中,然后在旋转蒸发器上真空下除去溶剂,加入缓冲液,再加一些小玻璃球以帮助分散,这样就形成了一个乳白色的分散液。

(2) 非手摇法

此法可提高其包封率。在类脂膜形成后,首先将湿的氮气流通过薄膜 15 分钟,然后再加水膨胀、水合并慢慢搅拌形成脂质体。它的直径可达几百微米,但只有在无离子和蛋白质时才可形成。

(3) 超声波法

在制成多层脂质体后,用超声波进一步处理,将其分散成更小颗粒。超声波法可分为两种:水浴超声波和探针超声波。探针超声波一般是将探针浸入到分散液中,它只花几分钟的时间就能完成。现在更常用的是水浴超声波,它一般需十几分钟甚至几小时。它的优点是免除了可能的金属污染,重复性较好,但其主要缺点是较为费时,并且均匀性也不是特别好。

(4) 法兰西加压法

这个方法是用非常高的压力将大的类脂球通过一个膜,将多层脂质体(MLV)经过 1400 atm①的法兰西压力筒一次,60% 左右的颗粒直径达 25~50 nm,而通过 4 次后,约 94% 的脂质体直径到 31.5~52.5 nm。这个方法比超声波法形成的脂质体粒径稍大些,但与此相比,包封率上升,而渗透性有所下降。

(5) 膜挤压法

降低脂质体的颗粒也可在低压下通过过滤膜。这个方法的优点是可选择膜的孔径以决定颗粒的大小,而且,在经过几次过滤后脂质体也较均匀。

(6) 微乳化法

微乳化法是用一个高压均质器从浓的类脂悬浮液中制备小的 MLV[也有称为 SUV(小单层脂质体)]的方法。这个装置可用空气泵或电力/水压增强泵产生非常高的液体压力。利用高压流经过精确规限的微细通道,流体立即被加速至极高速度,并在特制的反应器内产生强大的剪切、冲击及空化作用,形成预期的精细

---

① 1 atm=101.325 kPa。

密集及极为均一的脂质体。类脂材料可用 MLV 悬浮液,也可用未水合的类脂浆加入到微乳化器中,经过几次循环,直到达到满意的尺寸为止。一般来说,循环一次后平均直径在 100～200 nm,确切的粒径分布取决于膜的成分及水合介质。这个方法有以下几个优点:①重复性好,能大规模生产;②颗粒均匀,稳定性好;③包封率高。

(7) 前体脂质体法

这个方法是通过减少水的量增加干燥类脂的表面积而发展起来的。将类脂干燥到一个多孔的支持体上(如粉状氯化钠、山梨醇或多糖等),然后在搅拌下加入少量水以湿润被粉末包覆的干燥类脂。当支持体溶解后,就形成了一个 MLV 悬浮液。一般这个过程是一点一点加水,待水蒸发后再加剩余的水,最后形成一个干燥的类脂(预脂质体)。这个方法很有商业价值,因为在做成后,可将其密封起来,以避免氧化变质,在用之前再加水溶解或加载活性成分。

2. 两相分散法

这个方法的基本原理是将类脂溶于无机溶剂中,然后这个油相与水相接触,同时,胶黏剂蒸发,并变成脂质体。主要包括以下几种方法:

(1) 乙醇注入法

将类脂的乙醇溶液通过一个细的针头迅速注入到水溶性介质中,形成脂质体,它的直径约 25 nm。其主要缺点是包封率不高。

(2) 乙醚注入法

将类脂的乙醚溶液通过一个细的针头慢慢注入到升温的水溶性介质中,形成脂质体。它的优点是方法较温和、包封较高且被氧化的可能性小,缺点是速度慢,不适合大量制备。

(3) 逆相蒸发法

此方法是先将类脂溶于乙醚中,然后加水溶性介质以形成油包水乳液,真空下蒸发溶剂,得到了脂质体胶。该方法包封率高,一般在 40% 左右;可形成大的单层球(LUV),颗粒也较均匀、稳定。

3. 表面活性剂增溶法

为防止表面活性剂、类脂和蛋白质混合胶束的形成,直到膜悬浮液澄清时表面活性剂才可加入。当表面活性剂浓度降低后,原来的类脂和蛋白质就形成了空心球的结构。此方法一般并不作为脂质体的主要制备方法,但此方法有其优点:①方法温和,并不产生水解和氧化;②表面活性剂/类脂比随意变化,以得到满意的尺寸。其缺点是除去表面活性剂时需要渗析,这需要几个至几十个小时才能完成。主要包括以下几种方法:

（1）熔融-匀质法

这是目前制备 SLN 最经典的方法，将熔融的三月桂酸甘油酯、大豆磷脂和 Poloxamer 188 在高于 70℃下高压匀质，冷却后即得。对高温下高速搅拌法、探头超声法、槽式超声法、高压匀质法进行了比较，发现高压匀质法显著优于其他方法，粒径最小且分布最窄。

（2）冷却-匀质法

将药物与脂质混合熔融，冷却后与液氮或干冰一起研磨至 50 nm 以下，然后和表面活性剂溶液在低于脂质熔点 5～10℃下高压匀质。此法适用于对热不稳定的药物和熔点低的脂质，但为达到和前法相近的粒径需增加循环处理次数。

（3）微乳法

磷脂分子亲脂性太强，为最大限度地降低界面张力，可加入短链醇或非离子型表面活性剂作为辅助乳化剂，它插入到界面膜中，打破液晶态平衡并提高界面膜的柔韧性，体系遇水后自发形成极细小的亚微乳，粒径一般小于 140 nm。其改进的工艺是不使用有机溶剂，在熔融的硬脂酸、二十二烷酸、硬脂酸枸橼酸甘油酯中分别加入磷脂、辅助乳化剂（去氧牛磺胆酸）和热水，得到澄清的微乳。再将热微乳倒入 25 倍体积的冰水中迅速冷却，最后超滤除去辅助乳化剂，可以得到小于 90 nm 的超细硬脂酸甘油酯。在通常情况下，粒径随乳化剂用量增加而降低。

4. 包埋血红蛋白脂质体的制备

目前，关于 LEH 的制备方法已进行了大量的研究，其中超声处理、表面活性剂透析、逆相蒸发等可导致 Hb 变性，冻融法可使 Hb 泄漏，因此，实验中使用较多的是微射流法、挤压法、注入法、脱水-再水化法等方法，其中前两者应用范围较为广泛[22]。

（1）微射流法（microfluidization）

微射流法是常用的制备方法。Rudolph 等[23]报道，将双硬脂酰卵磷脂、双肉豆蔻酰磷脂酰甘油、胆固醇和维生素 E 按 10：9：0.9：0.1 摩尔比溶解于氯仿，将溶液置于烧瓶中，真空状态挥发溶剂，使脂质在烧瓶壁上成膜，将干膜用去离子注射用水水化后，冷冻干燥成粉，再与无基质的血红蛋白溶液充分混合，在微射流仪（microfluidizer）的高速剪切力作用下形成大单室脂质体，用聚砜膜透析器滤过未包裹的 Hb，包裹的 Hb 用磷酸缓冲溶液冲洗，即得。该法优点是，Hb 不与有机溶剂接触，不易变性；制得的 LEH 粒径分布较均匀，多在 0.2～0.5 μm 之间；制备 LEH 的速度快，可进行大规模生产，是目前较常用的 LEH 制备技术。主要缺点是，要获得较理想的粒径需反复微流化，这容易导致 Hb 破碎，且包封率也不高，仅为 20％～25％。

（2）挤压法（extrusion）

挤压法也是常用的制备方法。Sou 等[24]报道，将 1,2-双棕榈酰甘油-3-磷酸卵磷脂（DPPC）、胆固醇、1,5-双棕榈酰-1-谷氨酸-N-琥珀酸（DPEA）、1,2-双硬脂酰甘油-3-磷酸乙醇胺-N-[甲氧基聚乙二醇（5000）]（PEG-DSPE）按 5：5：1：0.033 摩尔比在 NaOH 溶液（7.6 mmol/L）中水化，得到多分散相多层的小囊泡分散体系（粒径分布 50 nm～30 μm），通过冻融法使多分散相的小囊泡转化为粒径范围相对较窄的平均约为 500 nm 的小囊泡，再冷冻干燥，所得冻干粉加入到含有 Hb 的溶液中，通过膜过滤器挤压渗透，即可得到粒径为 250 nm±20 nm 的 LEH 溶液。该方法中，冻融后的小囊泡通过膜过滤器挤压的渗透速率是简单水化后小囊泡的 30 倍。在挤压过程中 Hb 被小囊泡包裹而形成 LEH。Arifin 等[25]以摩尔比为 10：9：1 的双肉豆蔻酰磷脂酰胆碱、胆固醇、双肉豆蔻酰磷脂酰甘油为材料，通过挤压法制备脂质体，考察不同膜孔对 LEH 的粒径分布的影响。结果表明，通过 400 nm 膜孔制得的 LEH 粒径小于膜孔，通过 200 nm 膜孔制得的 LEH 粒径接近于膜孔，而通过 100 nm、80 nm、50 nm 膜孔制得的 LEH 粒径大于膜孔。该法主要优点是，可以根据膜孔大小来制备所需的 LEH，制得的单层脂质体的比例也增多，而且脂质体分布趋于均一。此外，该法的包封率较高，在磷酸盐缓冲溶液中可达 70%。缺点是，该法制备中的膜渗透速度相对较慢，可通过减压抽滤或加压挤出来克服。

（3）注入法（injection）

李立新等[26]报道，将卵磷脂和聚乳酸溶于乙醇和丙酮溶液中，每次抽取 3 mL 采用注入法（注射器＋磁力搅拌），在 4℃、氮气情况下以 50 μL/min 滴入到待包裹的无基质血红蛋白（SFHb）溶液（10 mL SFHb 加 4 mL 红细胞保存液，加 0.3 mLTween-20，加 25 mg 2,3-DPG）中，滴入结束后，固化 2 h，然后高速离心去除未被包裹的 Hb 上清液，再经 2～3 遍生理盐水离心洗涤即成 LEH。该法操作相对简单，重现性好，但使用有机溶剂会使 Hb 变性，脂质体粒度均匀度一般，包封率不高，上述条件下的包封率仅为 27.2%。

（4）脱水-再水化法（dehydration-rehydration）

Shew 等[27]将 Hb 和碱性磷脂酶分别用磷酸卵磷脂包裹制成脂质体，方法是 1：2～1：3 摩尔比的磷脂和溶质混合于水相中，超声得混合物，在氮气下旋转蒸发干燥成膜，膜再水化，形成夹带溶质的多层膜的脂质体。该法优点是无需使用有机溶剂、去污剂和透析仪器，适合大规模生产，但存在问题是 Hb 易变性，包封率不高。为此，Brandl 等[28]采用冷冻干燥脱水，再水化制备 LEH，并且选择冷冻保护剂来保护 Hb 在冷冻干燥和水化过程中不受影响，不仅解决了 Hb 变性的问题，而且提高了包封率，延长了循环半衰期。

2.3　聚合物血液代用品的制备

关于脂质体微囊型血红蛋白的报道出现于 20 世纪 70 年代末。尽管对其研究取得了许多有意义的结果,但大量的动物和临床试验结果显示其在以下方面存在明显不足:①进入体内后容易被肝和脾的巨噬细胞迅速清除,在血液中循环时间有限;②贮存稳定性差、包埋血红蛋白浓度低;③磷脂材料机械强度差,生成的微囊难以收集和储存;④膜较致密,葡萄糖、高铁血红蛋白还原催化剂等不能进行微囊内外物质交换等问题。

微囊型血液代用品经过几十年的发展,目前的研究热点是用可生物降解的高分子材料内部同时包埋 Hb 和红细胞的各种酶(超氧化物歧化酶、过氧化氢酶等)制备的血红蛋白基纳米微囊。可降解高分子血红蛋白微囊血液代用品不仅能够克服第一、第二代血红蛋白基血液代用品没有细胞膜的屏障的缺点,同时解决了脂质体微囊血液代用品力学性能和小分子物质通透性差的问题,呈现出良好的发展势头和旺盛的生命力,因而成为目前血液代用品领域研究的热点。

目前已报道制备纳米微囊药物载体的高分子材料以合成的可生物降解的聚合物体系和天然高分子体系为主[29]。前者如聚 α-氰基丙烯酸烷基酯[30]、聚乙烯醇[31]、聚乳酸[32]、聚乳酸-乙醇酸共聚物[33]等;后者如白蛋白[34]、明胶[35]、多糖[36]等。和天然高分子材料相比,合成高分子材料不但有良好的生物相容性,并且可以根据需要调整材料的热塑性、亲/疏水性、结晶度和降解速率等。采用的制备工艺主要有界面缩聚法、乳液聚合以及聚合物分散法等。

2.3.1　界面聚合法

界面聚合法是利用两种可以相互作用生成离聚物的单体,在界面上发生聚合反应生成高聚物囊壳的微囊制备方法。此法是由两种单体参加聚合反应,一种是油溶性单体,另一种是水溶性单体,它们分别处于核心物质的内部与外部,在核心物质的界面进行反应,生成一种聚合物的膜,这种膜具有既不溶于水相、也不溶于油相的特性,容易自溶液中析出。其制备过程是,首先通过适宜的乳化剂形成 O/W 乳液或 W/O 乳液,使被包裹物乳化;然后加入反应物以引发聚合,在液滴表面形成聚合物膜;最后把微囊从油相或水相中分离出来[37]。

在制备微囊时使用的界面聚合法中,通常采用水-有机溶剂为两种不相混溶的液相体系。通常使用的与水不相混溶的有机溶剂有二氯甲烷、三氯甲烷、四氯化碳、1,1,1-三氯乙烷、苯、甲苯、二甲苯、环己烷、矿物油或上述几种溶剂的混合物。此外有时还用既是溶剂又是反应试剂的高分子单体作溶剂,如苯乙烯等。

溶于水相的双(多)官能团的反应单体,主要是:二(多)元胺、二(多)元醇或二

(多)元酚类有机物。

在水中溶解度有限的反应单体,为使其溶解度加大,有时需将其转变成盐的形式,如加入适量酸使胺类转变成铵盐,加入适量碱使酚类转变成酚盐。

溶解在有机相的双(多)官能团的缩聚反应单体有酰氯、磺酰氯、异氰酸酯、邻苯二甲酰氯等。

反应性聚烯烃衍生物,是含有反应性基团酰氯基、磺酰氯基的聚烯烃的均聚物或共聚物,如乙烯-丙烯酸共聚物、乙烯-甲基丙烯酸共聚物、乙烯马来酸共聚物等与五氯化磷、亚硫酰氯反应制得。其中含有酰氯基团的比含磺酰氯基团的聚烯烃衍生物具有更高的反应活性,在低温下即能发生缩聚反应。由含有反应性基团的聚烯烃衍生物发生界面缩聚反应生成的微囊,在水中的稳定性、弹性以及其他性能都很好。

这些溶于有机溶剂的缩聚反应单体往往容易发生水解,因此在缩聚反应之前应尽量保持干燥及隔绝湿气。缩聚反应过程中也要尽量使其减少与水相的接触,避免水解副反应发生[38]。

2.3.2 乳液聚合法

在机械搅拌下,通过乳化剂的作用,使单体在水中分散成乳状液,并由水溶性引发剂引发的自由基加成的聚合方法,叫做乳液聚合。乳液聚合技术的开发起始于 20 世纪早期。20 世纪 30 年代初,乳液聚合方法已见于工业生产。当前乳液聚合对商品聚合物的生产具有越来越大的重要性,很多特殊结构或特殊用途的粒子都可以通过该方法制备。

乳液聚合的准确定义是在用水或其他液体作介质的乳液中,按胶束机理或低聚物机理生成彼此孤立的乳胶粒,并在其中进行自由基加成聚合来生产高聚物的一种聚合方法[39],主要由单体、水、乳化剂及水溶性引发剂四种基本成分组成。通过乳液聚合法可制备核-壳乳胶粒、互穿网络或半互穿网络结构粒子、中空或带有微孔的粒子等,是目前聚合物制备中重要的工业方法。

乳液聚合体系通常包括单体、引发剂、乳化剂和分散介质四个基本成分[40-43]。除此之外,为了保证聚合反应的稳定性、聚合物乳液的存放稳定性以及乳液聚合物的性能,乳液聚合体系中有时还会引入分子量调节剂、电解质、终止剂、缓冲剂等。

乳液聚合之所以深受人们的重视,最主要还是因为它与本体聚合、溶液聚合和悬浮聚合相比,有其独特的优点。

乳液聚合的优点:

1) 乳液聚合在传热方面有优势。反应体系黏度变化不大,体系中的反应热能够通过连续水相顺利传递到反应体系以外,不会造成局部过热现象,更不会导致爆聚。

2）乳液聚合可以同时加快聚合反应速率和提高聚合物的分子量。

3）乳液聚合以水为介质，廉价、无毒、无污染、不燃不爆，这对降低产品的原料成本、减少环境污染、压缩生产工序以及生产设施的防火、防爆都很有好处。

常规的乳液聚合通常都以水为分散介质，单体不溶、难溶或微溶于水，在乳化剂的作用下，单体珠滴或乳胶粒的表面会吸附一层乳化剂分子而在水中形成稳定的分散体系，这种由水构成连续相而单体或聚合物构成分散相的体系被称为"水包油"（O/W）体系，在这样的体系中进行的乳液聚合被称为正相乳液聚合。而对于某些水溶性单体来说，进行乳液聚合时采用与水不互溶的有机溶剂作为分散介质，同时采用能够将亲水性单体稳定分散于非水介质的乳化剂和油溶性的引发剂，此时的体系与常规的乳液聚合体系正好形成"镜式"对照，这种聚合体系被称为"油包水"（W/O）型，在此体系中进行的乳液聚合被称为反相乳液聚合。乳液聚合通常都是以水为分散介质，但是进行乳液聚合的水不应是天然水和自来水，因为水中所含的金属离子尤其是钙、镁、铁、铅等的高价金属离子会严重地影响聚合乳液的稳定性，并对聚合过程有阻聚作用。因此，可选用蒸馏水或去离子水作为分散介质。

尹宗宁等[44]用乳化聚合法制备了胰岛素 PBCA 微囊。将部分胰岛素和乳化剂（右旋糖苷 70 和 pluronic F68）溶于水，用 HCl 调节至 pH 2.0，搅拌下滴加单体 BCA 和剩余的胰岛素，继续搅拌并用 NaOH 调节至 pH 5～6，即得亚微囊，加 1.5%葡萄糖作支架剂，分装冻干保存。制得的亚微囊包封率为 94%，平均粒径 101 nm。用 ELISA 测定亚微囊中胰岛素活性为 25.9 IU/mg，说明活性基本未损失。25℃ pH 7.4 PB 中测定体外释放，符合双指数函数规律，累积释放 6 h 约 10%，24 h 约 22%。糖尿病大鼠皮下注射后，降糖作用可持续 1 周，药物吸收具有良好的量效关系，药效显著优于同剂量的胰岛素注射剂。

2.3.3 聚合物分散法

采用已聚合完成的高分子材料包埋药物。聚合物分散法主要可分为乳化/蒸发法、盐析法、乳化/扩散法、溶剂去除/纳米沉淀法、乳化-扩散-蒸发法、超临界流体法、自组装法和复乳/挥发法等。

（1）乳化/蒸发法

乳化/蒸发法是一种最常使用的方法。首先将聚合物和药物溶解在与水不互溶的有机溶剂中，接着将此溶液在含有稳定剂的水相中乳化。乳化过程可以采用一些高能设备，如超声波、匀浆机等。有机相在水相中分散，有机溶剂在负压或真空条件下移除，细小的纳米微囊就在水相中形成并分散。纳米微囊可以采用离心分离的方法收集并用去离子水洗涤去除其中残留的稳定剂或其他游离的蛋白，并冻干保存[45]。

乳化/蒸发法可以通过改变制备条件和控制搅拌速率来制备粒径在纳米或微

米范围的微囊[46]，对于疏水性的药物表现出很高的包封率。当用于包埋水溶性药物[47]时，O/W 乳化溶剂挥发法的可变参数包括：有机相水相的体积比，聚合物和药物在有机相的浓度，有机相中油溶性表面活性剂的使用，稳定剂/表面活性剂在有机相/水相的比例，药物在水相中的饱和以及搅拌速率等。

（2）盐析法

用浓的无机盐溶液形成两相后制备乳状液，再扩散除去有机溶剂得微囊，称为盐析法（salting-out）。该技术包括在强力搅拌下，将聚合物和药物溶液中混入少量可与水混溶的溶剂如丙酮，加入到含有盐析剂和胶体稳定剂的外水相中。当这个 O/W 乳液被大量的水稀释时，由于丙酮向外水相的扩散导致纳米微囊的形成。剩余的溶剂和盐析剂可通过错流过滤的方法除去。

如以 PLA 或 PLA-PEO 为材料采用盐析法，制备荧光标记微囊的基本步骤如下[48]：含 60%（质量体积比）$MgCl_2·6H_2O$、10%（质量分数）PVA 的水相 24 g，缓慢加到 1600～1800 r/min 搅拌下的 9.5 g 丙酮溶液中，后者含 0.02%（质量分数）Nile Red、18%（质量体积比）的聚合物（即 PLA、PLA-PEO 或 PLA 与 PLA-PEO 的不同比例混合物）。由于水相含浓盐使两相不混溶，开始形成 W/O 型乳状液，继续在搅拌下加入水相，就发生相转换，形成 O/W 型乳状液。再加入足量（30 g）水，油滴中的丙酮逐渐向水相扩散，最后成为球形微囊的初混悬液。用错流过滤法以 0.1 μm 滤膜过滤进行精制，用 8 L 纯水洗涤，浓混悬液分为几部分，在不同条件下冻干（加不同量的冻干保护剂或不加，冻干保护剂一般为海藻糖或还原性双糖，是特别适用于胶体或生物分子的冻干保护剂），均在 −55℃冻干 10 min，再于 3 Pa 压力下冻干 24 h。共聚物微囊是以疏水的 PLA 为核芯，而亲水的接枝 PEO 则处于外壳。该亲水性外壳可以避免调理素等的吸附，从而减少吞噬细胞的吞噬。将精制前的微囊初混悬液测定粒径，平均粒径在 240～280 nm 范围。说明盐析法适用于不同的材料制备的微囊。加水将冻干品再分散后，不加冻干保护剂的 PLA-PEO 微囊（即使用超声波）很难分散，其中 PEO 含量最高者聚集最严重，无法用于静脉注射。PEO 含量与难分散的程度几乎成正比，一方面再次说明它处于微囊表面，同时说明 PEO 链段的存在对冻干品的再分散有负面影响。PEO 聚合物溶于水，也作为胶体保护剂防止聚集，同时用于防止蛋白质的冷冻变性。但是，它不是冻干保护剂。由于 PEO 冷冻后结晶，冻干失水后其结晶的发展使得微囊互相连接而难以分散。这个效果与 PEO 链的浓度成正比，而与链的长度基本无关。由于 PEO 的这个特性，含有 PEO 的微囊在冻干时，必须注意冻干保护剂的应用。以加入与微囊等质量或更多的海藻糖所制得的微囊易分散，大部分粒径同冻干前相同，少部分增大 1.3～2.4 倍，但均可用于注射。海藻糖的作用是防止或减少 PEO 结晶的形成。经 12 个月 −25℃条件下贮存，期间经过几次溶化-冷冻循环，含 PEO 的微囊粒径有不同程度的增大（增大程度与 PEO 含量呈正相关），表明要使冻干品长期稳定,应避免溶化-冷冻循环,尽量除尽残余水分(可两次冻干)、最好抽真空再充氮气、达到与室温热平衡后再开封使用。

（3）乳化/扩散法

乳化/扩散法是另一个广泛使用的方法。将聚合物溶解在同水部分混溶的有机溶剂中,再将其加入含有稳定剂和溶剂预饱和的外水相中并辅以连续搅拌。随后往体系中加水破坏两相间的平衡促使溶剂向外水相扩散,使得界面张力下降[49],随着溶剂量的逐步减少,纳米微囊趋于成形。尽管这种方法实际上是改进的盐析法,但它的优点在于避免了使用盐类,从而减少进一步纯化的步骤。这种方法同样也有很大的缺陷,即纳米微囊包埋水溶性药物时的包封率很低。

（4）溶剂去除/纳米沉淀法

溶剂去除/纳米沉淀法也是常用的方法。当易于与水互溶的半极性溶剂从亲油性的溶液中移除后,亲油性的药物就同载体材料结合起来。聚合物、药物以及亲油性的表面活性剂(如磷脂等)溶解在半极性的并且可与水互溶的溶剂中,如丙酮等。接下来,这个溶液被倾入含有稳定剂的水相中,并辅以搅拌。由于快速的溶剂扩散,纳米粒子快速地形成,随后,悬浮液中的溶剂在减压条件下挥发掉。有机相注入水相的速率将会影响颗粒的粒径。实验中观察到增加两相的混合速率时会使粒径和包封率同时降低。这种方法能得到比较窄的粒径分布,制备的亲油性药物的载药效率要远远高于亲水性的药物。这是因为,亲水性药物如蛋白质或多肽,同聚合物基质的弱的相互作用导致药物从聚合物的有机相中大量扩散至外水相中。当采用纳米沉积法制备 PLGA 的蛋白质或多肽纳米粒子时已有相关证据表明能提高蛋白或多肽的生物活性。Govender 等[50]报道通过增大水相的 pH 值以及将水溶性药物普鲁卡因改性的方法能够改善其包埋的效率。这种制备方法的重点在于选择药物/聚合物/溶剂/非溶剂体系,以促使纳米粒子的形成以及提高蛋白类药物的包埋效率。

（5）乳化-扩散-蒸发法

乳化-扩散-蒸发法是一种改进的重现性很好的方法,纳米粒子的粒径和形貌在制备过程中会同时受到挥发和扩散的影响。该法可用于采用 PVA 和壳聚糖的混合物来制备阳离子表面修饰的基因质粒纳米粒子[51]。即使改变聚合物的用量依然能够得到很好的重现性。而通常的乳化/蒸发法在预备阶段将质粒同基质结合是强制性的,而且质粒同有机溶剂的接触会导致其结构受到一定程度的破坏。

采用乳化-扩散-蒸发法通过将可降解聚合物溶解在有机溶剂中于室温下制备纳米微囊,有机相加入含有混合稳定剂的外水相中并且辅以搅拌。该乳液在室温下一定时间后匀浆处理。连续搅拌下加水至乳液中,纳米微囊将析出来。在恒温水浴中连续搅拌以除去有机溶剂。搅拌使得溶剂发生扩散,使其在颗粒大小不规则的液滴和外水相间达成平衡,随后稳定剂在较大的粒子表面吸附。匀浆的目的是得到粒径更小分布更窄的液滴。补加水以及加热步骤则是破坏平衡,使有机溶剂扩散至外表面。

（6）超临界流体法

超临界流体法制纳米微囊,因该工艺不涉及有机溶剂,因此不会造成环境污染,且纯度高而逐步得到重视。超临界流体法可分为超临界流体快速膨胀法和超临界反溶剂法。超临界流体快速膨胀法是将聚合物溶于一种超临界流体中,该溶液经导管引入并由一喷嘴快速喷出,聚合物因在超临界流体中溶解度的急剧降低而沉降,沉降的聚合物中将不会残留溶剂。超临界反溶剂法则是将聚合物溶解在一种合适的溶剂中,这种溶液通过导管快速引入一种超临界流体中,此超临界流体可完全提取溶解聚合物的溶剂而使聚合物沉降,形成极细微粒,该技术也称作气体反溶剂技术,并成功用于微球及纳米粒的制备。

（7）自组装法

自组装法是指具有特殊结构的单个分子,在一定条件下自行反应组装,并能对反应程度及产物的形貌、大小进行控制。Dekie 等[52]报道了利用聚 L-谷氨酸共聚物的自组装行为,将其与 DNA 混合,得到了可用于基因治疗的纳米微囊,并且研究了血清白蛋白对纳米微囊的分解作用。所得纳米微囊的粒径为 84.5 nm 和 96.7 nm,发现其粒径取决于聚合物的种类及其携带的电荷。Zambaux 等[53]用此法得到了包裹蛋白质 C 的甲基聚氧乙烯-聚乳酸（MPEO-PLA）共聚物的纳米微囊,其平均粒径在 200 nm。C 蛋白的包封率随着共聚物摩尔质量的增大和 PLA 嵌段链长的增加而提高,但是随着纳米微囊中 PLA 的增加,水和 C 蛋白的扩散将会减弱,从而影响释放效果。

（8）复乳/挥发法

复乳/挥发法的采用是由于水溶性的药物采用乳化/蒸发法所得到的包封率极低,因此,包埋水溶性药物或蛋白类药物等通常会采用复乳技术。复乳法的主要过程是:首先,将药物的水溶液加入到聚合物的有机溶液中,在强的搅拌条件下形成 W/O 乳液。然后将 W/O 乳液加入含有稳定剂的外水相中,在搅拌的条件下,形成 W/O/W 复乳液[54,55]。随着溶剂的蒸发,纳米载药微囊形成并分散于水介质中。影响纳米微囊性质的主要因素包括:亲水性药物的含量、稳定剂的浓度、聚合物的浓度以及外水相的体积。Lamprecht 等采用复乳法的技术发现能够得到高的包封率[56],这种方法优于其他方法的优点是能够保留蛋白的稳定性。

2.3.4　改良型复合乳液法

纳米微囊的生产由于制备方法和相关参数复杂的影响受到了很大的制约。其中包括相对较高的生产成本、有机溶剂[57]以及各种原料带来的未知毒性影响;还有苛刻的制备条件,例如,界面聚合、高剪切的机械混合、匀浆等等,这些都会使所装载的药物受到不同程度的影响。想要得到操作简单、重现性好且被包载药物生物性能稳定的微囊并不容易。另外,对于某些药物,包封率低等也是其明显的缺陷。

尤其是制备血红蛋白纳米微囊型血代品,保持血红蛋白的生物活性、获得高的包封率、控制微囊的粒径都是制备过程中需要重点研究的内容。因此,制备血红蛋白纳米微囊型血代品需要考虑的主要问题包括:选择合理有效的制备方法;解决小粒径和高包封率之间的矛盾;制备出多孔性的载血红蛋白纳米微囊且保持血红蛋白原有的生物活性;针对不同的临床需求,确定适用范围广的制备方案为有针对性地赋予微囊特殊性能留有余地,如通过调整载体和辅料来改变表面性质,进而改变其体内的降解周期以及生物学性能,通过加入药物、酶等辅助成分来改变其临床药用目的等。

通过对现有制备蛋白类微囊的路线方法的考察和比较,华东理工大学研究团队提出并发展了改良型复合乳液法来制备血红蛋白的可降解聚合物微囊,制备过程中通过溶剂的扩散为微囊多孔性的生成提供可能;为了解决小粒径和高包封率之间的矛盾,须对该制备工艺进行系统研究,在现有报道的经典方法的基础上加以改进,使其能满足产品作为血代品的粒径、包封率、多孔性及活性等多方面的要求。

传统的复合乳液法制备过程分为三步进行:先由蛋白类药物溶液与聚合物溶液形成液滴(初乳);再加入含表面活性剂水相,形成包膜的液滴(复乳),液滴分散在外水相溶液中,于搅拌下溶剂挥发,得到纳米微囊的水悬浮液(溶剂挥发);经分离、纯化及冻干得微囊冻干剂(分离纯化)。过程避免了聚合法的单体与包囊物的直接接触,不会由于单体残留而引起毒性,也不必担心单体与蛋白类药物发生反应而使之变性,且制备过程较温和,因此,对易变性、失活的蛋白类药物(如血红蛋白、酶制剂等)尤为合适。该法可在很宽的粒径范围内实现药物/蛋白微胶囊化。复乳法是一种比较温和的制备载蛋白微囊的方法,尤其适合于制备包埋蛋白类药物的微囊。

图 2.16 简要说明了经典的 $W_1/O/W_2$ 复合乳液法制备过程的三个步骤:①初乳化(W_1/O):该过程是内水相分散于油相中形成油包水型乳液;②复乳化($W_1/O/W_2$)和固化:初乳液在外水相中进一步乳化形成复乳液,有机溶剂从乳液液滴中分离出,聚合物沉积下来,从而形成固化的纳米微囊;③分离、纯化、收集:用离心等方法收集并冻干保存。体系中一般采用二氯甲烷(dichloromethane,DCM)单一地作为有机溶剂。研究发现,采用单一的 DCM 溶剂体系用经典的 $W_1/O/W_2$ 的三步复乳法制备血红蛋白微囊,结果往往导致形成的微囊粒径过大并且包封率不理想,且受不同的外部温度条件的影响,实验重现性差。

对经典的复乳液法进行剖析,发现采用复乳的方法,初乳化和复乳化是控制粒径的两个主要步骤,其中复乳步骤尤为关键。复乳液滴的大小直接决定微囊的粒

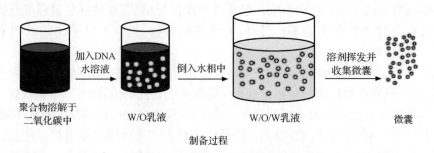

图 2.16　经典的 $W_1/O/W_2$ 复乳法示意图。此法包括初乳化 W/O、复乳化 $W/O/W$
并固化以及分离、纯化、收集等步骤

径,仅仅靠加大复乳化阶段的剪切分散强度往往只能解决粒径的问题,而从复乳液滴到干燥的微囊需经过溶剂去除的过程。为了得到粒径和包封率均合乎要求的微囊,需要同时兼顾复乳液滴的纳米化和油相中溶剂去除微囊干燥成形两个过程。当溶剂去除速率过快,即微囊在进一步纳米化之前已干燥固化,此时的剪切只能将固化的微囊打碎使原已包埋好的血红蛋白暴露出来,导致包封率大幅下降;当溶剂去除速率过慢,纳米液滴在干燥的过程中倾向于相互的粘连和聚并,而且,内水相中的血红蛋白也会很容易地穿过油相液层向外扩散,结果造成粒径重新变大和包封率下降。

由此可以看出,在制备过程中溶剂的去除对粒径和包封率的控制起着极为重要的作用。具体分析如下:溶剂的去除包括溶剂的扩散和溶剂的挥发两个主要过程,即溶剂从液滴中向外水相的扩散和外水相中的溶剂向外部气相空间中的挥发。归根结底,液滴的干燥固化是受溶剂扩散的程度所控制。扩散是溶剂从高浓度区向低浓度区转移至两相间达到平衡为止,液相间的扩散转移,主要受介质对溶剂溶解性的影响,挥发则是溶剂从外水相中挥发到外部气相空间,速率一般受沸点的影响。DCM 在水中的溶解度为 2.0%,说明水对 DCM 的溶解能力小,溶剂的持续扩散的动力是来自外水相中溶剂的挥发,挥发造成 DCM 在油相和外水相间的平衡受到破坏,溶剂连续向外扩散,因此,采用单一 DCM 溶剂体系时,溶剂的去除是由持续的挥发推动的。而溶剂挥发受制备温度条件的影响比较明显,故制备温度条件是制备过程中的活跃因素,其条件的改变往往促使实验重现性变差,即无外部控温在自然室温条件下,实验结果常常受到气温的影响,粒径和包封率的结果重现性差。为了提高工艺稳定性,需要改变液滴的干燥受挥发速率控制的局面,选用在水中溶解度相对较大的溶剂以提高溶剂扩散的速率,同时又要保证一定的溶剂挥发速率,因此,考虑采用 DCM/EA 的二元混合溶剂。二元溶剂体系下,由于 EA 在水中的溶解度远高于 DCM,实验中外水相的总体积 W_3 足够 EA 全部溶解其中,使 EA 的扩散能够自发进行,结果使得扩散不再单一地受挥发速率的影响,即扩散不再对制备温度敏感。液滴的干燥速率稳定可控,使得工艺重现性在不同的室温条件下保持良好。

由于影响液滴干燥速率的因素根本在于溶剂的扩散速率。华东理工大学的科研人员研究认为,进一步控制溶剂扩散速率的方法就是改进经典的三步复乳法,通过将复乳化步骤分为两步进行,并且采用双组分有机溶剂,从而使得液滴的固化过程得到控制。对于改进了的复乳化步骤叙述如下:复乳化Ⅰ($W_1/O/W_2$)是将初乳液分散于第一部分外水相中乳化形成复乳液,由于减小了外水相的体积使其对扩散出来的溶剂的溶解能力减弱,从而使得更多的溶剂保留在液滴中;复乳化Ⅱ($W_1/O/W_3$)和预固化阶段,将复乳液($W_1/O/W_2$)在另一部分外水相中继续强力乳化,形成更小的复乳化液滴。在这个阶段,由于此前的复乳化Ⅰ控制了溶剂的存留量,液滴保留液体状态,液态的微乳液滴在进一步强力分散成纳米尺寸的液滴时,由于液体的表面张力使得分散后的液滴倾向于形成完整的球形复乳液滴。反之,若高剪切分散时溶剂的扩散得不到有效的控制,过快的溶剂扩散,使得过早固化的大粒子在高剪切力的作用下容易形成无规的碎片,并破坏聚合物包膜层,漏出已包埋的血红蛋白而降低包封率。但是,此时采用单一的 DCM 溶剂体系依然得不到高包封率的微囊,这是因为,单一 DCM 溶剂体系造成的过慢的溶剂扩散速率也会使内水相中的血红蛋白由于内外浓度差的影响透过未固化的油相层很容易扩散至外水相,造成包封率下降。

改进后的五步复乳法:

五步复乳法的具体操作步骤如下:①初乳化;②复乳化Ⅰ($W_1/O/W_2$);③复乳化Ⅱ($W_1/O/W_3$)和预固化;④微囊的固化;⑤分离、纯化、收集。如图 2.17 所示。

对比两种溶剂的物理性质:DCM 对生物可降解聚合物材料的溶解性好,在水中的溶解度低,仅为 2.0%(质量体积比),低的沸点(39.8℃),使该溶剂可以很容易地被蒸发除去。而 EA 在水中的溶解度高于前者,达 8.7%(质量体积比),沸点较高(76.7℃)。EA 在水中相对较高的溶解度会使其快速地从油相中扩散到外水相中去,加快聚合物的沉积,加速微囊的干燥硬化,减少在纳米微囊硬化过程中包埋蛋白从内水相向外水相的扩散,从而提高包封率。因此,采用混合溶剂可以有效控制微囊的干燥速率。

外水相中的溶剂预饱和造成溶剂的扩散受阻,结果造成粒径的轻微增大和包封率的明显下降。这一结果进一步说明溶剂的扩散是影响粒径和包封率的重要因素,当溶剂不能有效地移出复乳液滴时,分散好的纳米尺寸的液滴在固化阶段、在连续的机械搅拌下由于纳米尺寸造成的高表面活性,尚未固化的液滴也容易相互黏附并融合在一起,造成粒径变大,同时,因为聚合物没能及时地沉降下来,内外水相间的油相液膜对于血红蛋白的扩散阻力很小,因而大量的血红蛋白由于浓度差的原因而渗透出去,会造成包封率明显下降。

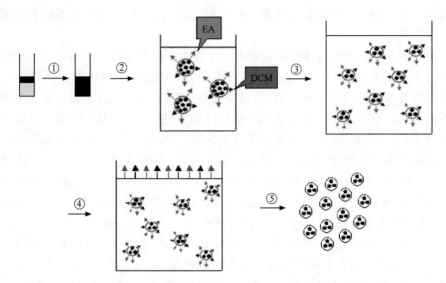

图 2.17　复乳化 & 溶剂扩散/挥发法制备纳米微囊的工艺流程。在此法中,步骤①、②和⑤同经典的复乳化 & 溶剂扩散/挥发法的①、②和③步相对应。但第②步复乳化被分为了两步,分别是:第一步复乳化和第二步复乳化。与此同时,改进工艺采用了二元有机体系。工艺改进的目的是协调溶剂的扩散速率同液滴的纳米化进程,在获得目标粒径的前提下提高包封率

1. 纳米微囊粒径的控制

预实验过程发现,微囊粒径的大小主要取决于初乳化和复乳化两个过程,初乳化形成 W_1/O 型液滴,复乳化则是将若干个初乳液滴 W_1/O 包裹于微囊内部,形成完整的 $W_1/O/W_2$ 型液滴。因此,在乳化过程中的每一步都对微囊最终的粒径产生影响,初乳化过程对最终粒子的粒径起到决定性作用。以下以结构相对简单的 PLA 为壳材,从初乳液稳定性、初乳温度和复乳液外水相稳定剂等方面对微囊制备进行研究,优化微囊的粒径。

（1）初乳液稳定性影响因素

在微囊乳化过程中,为了制备粒径均一、包封率高的微囊,其首要条件是必须保持初乳的稳定性。一方面,初乳的稳定有利于乳化过程中壳材膜压稳定,以制备粒径均一的复乳液;另一方面,初乳的稳定有利于减少药物在复乳液形成及固化过程中的溢出,提高药物包封率。然而,由于 W_1/O 初乳液是高度分散且具有巨大的油水界面,本身是热力学不稳定体系,易发生水油相分层,因此本研究首先对初乳稳定性进行了研究。

油相乳化剂对于 W_1/O 初乳液的稳定性十分重要,由于化学结构以及亲水亲油平衡值（HLB）的不同,不同的油相乳化剂对于不同乳液体系的稳定作用也不尽

相同。选择最常用的 Span80（HLB＝4.3）、Span85（HLB＝1.8）和 Tween20（HLB＝16.7）、Tween80（HLB＝16）等四种乳化剂，经过配型复合优选适合制备稳定初乳液的乳化剂。以 0.5 mL 去离子水作为内水相，0.1 g PLA 和 0.25％（质量分数）不同配比的乳化剂溶于 5.0 mL 二氯甲烷作为油相，观察初乳分层时间。结果（表 2.3）发现，HLB 值在 4.25～4.75 之间的表面活性剂复配体系能获得较稳定的微囊初乳液，其分层所需时间较长且分层后上层油相上浮缓慢。

表 2.3　HLB 值在 3～6 之间的复合表面活性剂体系对初乳液稳定性的影响

样品	HLB	表面活性剂 A		表面活性剂 B		分层时间 /s	备注
		种类	质量/g	种类	质量/g		
1	3	Span85	1.1493	Tween20	0.1007	91±10	迅速分层且油状物快速上浮
2	3.25		1.1284		0.1216	95±7	
3	3.50		1.1074		0.1426	102±11	
4	3.75		1.0864		0.1636	105±9	
5	4.00		1.0654		0.1846	124±15	
6	4.25		1.0445		0.2055	145±12	分层较慢且上浮速度缓慢
7	4.50	Span80	1.2266	Tween80	0.0234	240±26	
8	4.75		1.1974		0.0526	110±3	
9	5.00		1.1682		0.0818	96±10	较快速上浮
10	5.25		1.1390		0.1110	48±8	
11	5.50		1.1098		0.1402	立即	迅速分层并上浮
12	5.75		1.0806		0.1694	立即	
13	6.00		1.0514		0.1986	立即	

在同等条件下，单采用 Span80 作为油相乳化剂就能较好地保持初乳液的稳定性，初乳液稳定时间达到 5.0 h，而采用其他任何复配体系的乳化剂时，初乳液的稳定时间均较短。油相乳化剂对于初乳液的稳定作用，一方面其可以降低油水界面张力，另一方面它可以吸附于油水界面，形成具有一定强度的界面膜，从而阻止液滴间发生并聚。界面张力的高低主要表明乳状液形成的难易，而界面膜的机械强度则对乳状液的稳定起决定作用。界面膜的形成，是由于在油水体系中加入乳化剂后，乳化剂的两亲分子结构使得它吸附于油水界面，亲水端伸进水中，亲油端伸进油中，定向排列在油水界面上形成界面膜。一般而言，在油水界面上由乳化剂分子形成的界面膜越致密，则越有利于乳状液的稳定。另外，乳液的沉降或分层现象也是一种不稳定的标志。它主要是由于液滴和溶剂之间的相对密度差异产生的。当差异足够大并且液滴大小分布处于布朗扩散并不很强的范围时，液滴就会以不同速率移向容器的顶部或底部。从表 2.3 可以看出，HLB 值在 4.25～4.75

之间的乳化剂体系液滴分层速度缓慢,说明这个范围的乳化剂体系较其他复配体系更加适合制备 Hb 微囊。

(2) 初乳化温度对微囊粒径的影响

由于乳液粒子很小,分散程度高,界面自由能较大,随时向界面能小的方向转化,是一种热力学不稳定或亚稳定的体系。乳液的稳定性受热力学和动力学条件的制约。由于非离子表面活性剂与水分子形成氢键的作用,而氢键强度会随温度升高而下降,从而使表面活性剂的亲水性降低,造成体系的微乳液区域面积减小。另一方面,随着温度升高,水核的运动和碰撞加剧将造成水核的并聚加快,同时温度的升高还会使液膜的流动加快,这些都将导致渗透现象在较低的增溶水量时出现,从而使微乳液体系不稳定[58]。因此,有必要对制备微囊时的环境温度加以控制。

考虑到过高温度或者过低温度对乳化剂的活性有影响,我们选择在 $-5℃$, $0℃$,$15℃$ 和 $25℃$ 四个温度点进行微囊制备。并且采用前面优选的 Span80 作乳化剂,同 0.1 g PLA 共同溶于 5.0 mL 二氯甲烷作为油相,以 0.5 mL 血红蛋白水溶液(质量分数 0.15%)作为内水相,均质乳化后得到 $W_1/O/W_2$ 型微囊。考察结果见表 2.4。从表 2.4 和图 2.18 可以看出,微囊的平均粒径在 $0℃$ 时最小,并且分散最均匀。当温度低于 $0℃$,粒径主要分布在 $20\sim50$ nm 范围内,同时在 220 nm 左右又出现一个峰,这可能是由于微囊粒径过小,乳液中的表面活性剂已经不足以克服其自身的高表面能,故而造成大量微小液滴团聚。而当制备温度高于 $0℃$ 时,随着温度的升高,平均粒径逐渐增大,同时粒度分布也变得很宽,尤其在 $25℃$ 时,粒度分布为 $78\sim1718$ nm,而且在 4145 nm 处又出现一个小的峰形。这说明随着温度升高,外界温度给予乳液的能量过高,使得乳液粒子的热运动非常剧烈,互相碰撞的概率大大增加,只能通过并聚的方式来降低其过高的表面能。因此,在 $0℃$ 时制备的微囊不仅粒径均一,分散度小,而且粒径大小在 $70\sim220$ nm 之间,符合微囊在体内长循环的要求。

表 2.4 不同制备温度对微囊粒径的影响

温度/℃	粒径/nm	离散系数
-5	170.8 ± 13.2	0.277
0	145.3 ± 13.4	0.174
15	254.8 ± 27.4	0.206
25	372.2 ± 43.7	0.403

(3) 外水相稳定剂对微囊粒径分布的影响

外水相稳定剂是决定乳化是否成功的另一个重要因素。在二次乳化过程中,稳定剂的影响主要体现三个方面:①它降低连续相中油水之间动态界面张力的能

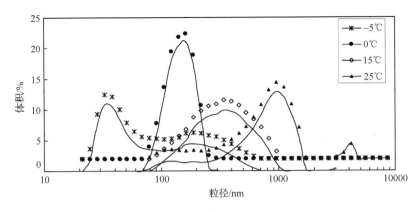

图 2.18 温度对粒径分布的影响

力。Schröder 和 Schubert 认为[59]界面张力的增加会导致所形成的乳液滴的粒径也随之变大。②它与聚合物膜之间的相互作用力对最终形成的乳液滴的粒径均一度有直接影响。③它可以有效地防止初乳液滴之间发生并聚,提高乳液稳定性,从而保证最终得到的微囊粒径均一。不同的外水相稳定剂由于其分子结构以及降低表面张力的能力不同,对乳液的稳定能力也不同。聚乙烯醇(PVA)由于毒性低、溶解性好以及分子量可控等优点被广泛用作外水相稳定剂。本实验以 110 mL 含一定浓度 PVA 的去离子水作为外水相,在前面研究的基础上,主要考察外水相 PVA 浓度对微囊粒径的影响结果见图 2.19。

由图 2.19 可知,当 PVA 浓度小于 0.1% 时,随着 PVA 浓度的增加,乳液中微囊的粒径逐渐变小,且粒径均一性也随之变好;当 PVA 浓度达到 0.1% 时,微囊粒径最小,且其对应的 PDI 系数也最小,这说明 PVA 浓度在 0.1% 时,能对微囊发挥最好的稳定作用,所以其粒径非常均一;而当其浓度超过 0.1% 后,微囊的粒径明显增大,且分布范围很大。这进一步突出了在外水相中保持合适浓度的稳定剂对于乳液的分散以及粒径的均一性具有重要作用。浓度太高,易造成过多稳定剂缠连,导致大量微囊团聚;浓度太低,乳液滴之间相互斥力不足以抵消粒子时间的引力,同样会造成大量团聚,粒度不均。因此在保证可获得粒径均一的微囊的条件下,应尽可能采用低浓度的外水相稳定剂。除特别标明外,均采用浓度为 0.1% 的 PVA 作外水相稳定剂。

2. 纳米微囊中血红蛋白包封率的控制

(1) 油/水比对血红蛋白包封率的影响

在保证粒径的前提下,包埋一定量的内水相血红蛋白溶液,使用尽可能少的油相和外水相将获得更大包埋效率。研究油相和外水相的不同比例对包封率的影响,设计内水相的蛋白浓度(15%,质量分数)和内水相 W_1 的体积(0.5 mL Hb 水

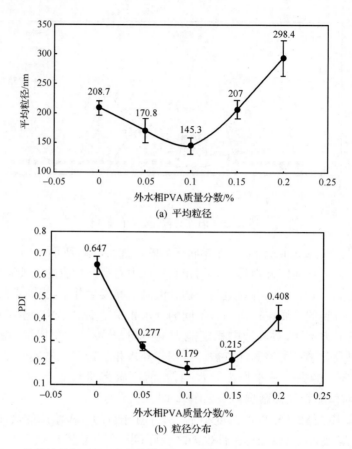

图 2.19　微囊粒径与 PVA 浓度的关系。(a)微囊平均粒径与 PVA 浓度的关系；
(b)微囊粒径分布 PDI 值与 PVA 浓度的关系

溶液)保持不变,另外油相和外水相中载体聚合物 PLA 浓度(2％,质量分数)、乳化剂 Span80 浓度(25％,质量分数)以及稳定剂 PVA 浓度(0.1％,质量分数)均保持不变。实验设计内水相体积为 0.5 mL,油相体积分别采用 2.5 mL,5.0 mL, 7.5 mL 和 10.0 mL,外水相体积分别采用 150 mL,200 mL 和 250 mL。对应的 12 个实验方案及包封率测试结果列于表 2.5 中。

　　从总的情况来看,在相同的内水相和油相的条件下,包封率随着外水相体积的增大相应增大,而对比相同的外水相,在 2.5~10.0 mL 的范围内,油相的量对包封率影响不大。这说明外水相体积的增加,增大了纳米液滴中溶剂在外水相中的扩散空间和溶解能力,加快了溶解的扩散速率,促使固化阶段时间缩短,减少血红蛋白从内水相扩散出来的时间,因此能够在一定程度上提高包封率。

表 2.5 油/水比对微囊中血红蛋白包封率的影响

样品编号	内水相体积/mL	油相体积/mL	外水相体积/mL	包封率/%
1		2.5		75.00±2.50
2		5.0	250	72.31±2.44
3		7.5		74.97±2.71
4		10.0		75.00±1.98
5		2.5		53.82±1.25
6	0.5	5.0	200	53.82±1.47
7		7.5		66.18±2.98
8		10.0		65.46±2.10
9		2.5		50.99±1.52
10		5.0	150	47.94±1.61
11		7.5		48.93±2.45
12		10.0		33.87±2.30

注:包封率由三个独立的实验结果计算而得,用平均值±SD表示。

(2) 不同载体基质材料对微囊包封率的影响

研究选用的包埋血红蛋白的载体聚合物材料有聚乳酸(PLA)及其改性聚合物聚乳酸-聚乙二醇嵌段共聚物(二嵌段和三嵌段共聚物)。聚乙二醇(PEG)改性前后,聚合物的亲水亲油性发生变化,可能会对包封率产生影响。这里选用纯PLA,二嵌段共聚物 PLA-mPEG 和三嵌段共聚物 mPEG-PLA-mPEG 系列作为载体,设计相同体积(0.5 mL)的内水相蛋白(质量分数为 15%),相同的聚合物浓度(2%)、乳化剂 Span80 浓度(25%)以及稳定剂 PVA 浓度(0.1%),在相同的实验条件下,考察聚合物亲水亲油性对包封率的影响,结果见表 2.6。

表 2.6 不同载体基质材料对微囊包封率的影响

样品编号	13	14	15	16	17
聚合物种类	PLA	PLA-mPEG	mPEG-PLA-mPEG		
PEG 链段含量/%	0	30	5	15	30
包封率/%	33.87±5.32	82.37±6.36	66.67±7.34	76.67±6.05	59.41±5.07

注:包封率由三个独立的实验结果计算而得,用平均值±SD表示。

在相同的制备条件下,采用 PLA 做壳材,包封率仅为 33.87%,而引入 PEG链段以后,微囊的包封率明显提高。当共聚物结构相同时,如样品 15~17,随 PEG含量的升高,包封率也呈先升高后降低的规律,最高值出现在 PEG 含量为 15%时,达 76.67%。而当 PEG 含量超过 15% 时,包封率又出现下降趋势。这是因为当 PEG 含量较低时,亲水性的 PEG 使得原本疏水的基质聚合物 PLA 成为亲水亲油的两亲性聚合物,能够在水油相界面处形成稳定的聚合物膜;同时两亲性的聚合物在界面处与乳化剂的复合化也有利于促进复乳液的稳定,结果使包封率提高。而随着 PEG 含量的升高,在微囊表面存在越来越密的 PEG 链段,过多的向外伸展的柔软长链好比一面墙,阻碍了血红蛋白顺利进入微囊核内,所以其包封率降低,甚至低于 PEG 含量仅为 5% 的聚合物微囊。另外,比较相同 PEG 含量,当聚合物结构不同时,如样品 14 和 17,其 PEG 摩尔分数均为 30%,而两者的包封率也有很大差异,三嵌段的聚合物微囊包封率比两嵌段的低得多。这是因为三嵌段聚合物微囊表面有更多的 PEG 链伸向外水相中,阻挡了血红蛋白的进入。

(3) 聚合物分子量对纳米微囊包封率的影响

选用两种分子量分别为 80 000 和 42 000 的 PLA 聚合物作载体,设计相同体积(0.5 mL)的内水相蛋白(质量分数为 15%),相同的聚合物浓度(2%)、乳化剂 Span80 浓度(25%)以及稳定剂 PVA 浓度(0.1%),在相同的实验条件下制备血红蛋白微囊,测量样品包封率。测定结果见图 2.20。由图 2.20 中的实验结果可知,用分子量大的聚合物制得的微囊具有较高的包封率 54.29%。这是因为在相同的制备条件下,分子量大的聚合物在油相易获得更高的黏度,在相同的剪切分散条件下,高黏度的油相阻碍血红蛋白向外扩散,因此,可以获得更高的包封率。

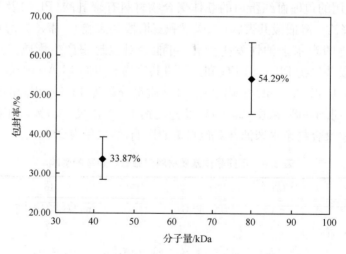

图 2.20　PLA 的分子量对纳米微囊性质的影响
包封率由三个独立的实验结果计算而得,用平均值±SD 表示

(4) 壳材浓度对微囊包封率的影响

采用相同体积(0.5 mL)的内水相蛋白(浓度为 15%,质量分数)、乳化剂 Span80 浓度(25%)以及稳定剂 PVA 浓度(0.1%),以 PLA 为载体聚合物材料,通

过调节其在油相中的百分含量测定包封率,考察油相的浓度对包封率的影响。结果见图 2.21。从图 2.21 中可以看出,在不同载体聚合物浓度条件下,对比包封率的结果可看出,仅在 PLA 浓度为 8%(质量分数)时,获得了最高的包封率 66.88%,说明过高的聚合物浓度使油相的疏水性增强,使原有的乳化平衡被打破,复乳液滴被破坏,蛋白流失至外水相,导致包封率下降。

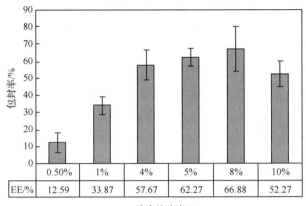

图 2.21　壳材浓度对微囊中血红蛋白包封率的影响

包封率和载药量都是由三个独立的实验结果计算而得,用平均值±SD 表示

（5）内水相浓度对微囊包封率的影响

在相同的内水相条件下,使用的载体聚合物浓度为 8%(质量分数)时,最有利于提高包埋效率。因此,选择聚合物浓度为 8%,考察内水相浓度从 50 g/L 到 300 g/L 逐渐增大时,包封率的变化情况,见图 2.22。

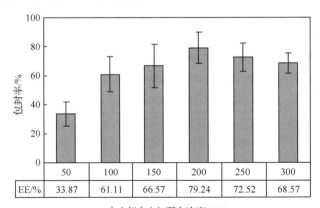

图 2.22　内水相血红蛋白浓度对微囊包封率的影响

　　可以用微囊内外渗透压理论来解释这一现象。当采用相同的聚合物浓度,并且在相同的制备条件下,随着内水相蛋白质浓度的增加,内水相的渗透压逐渐增大,在溶剂完全扩散、液滴完全固化之前,复乳液滴分散在稳定剂溶液中的体系是一个热力学不稳定体系,内水相中的血红蛋白逐渐有穿过油相液层向外扩散的趋势,当且仅当内部压力超过壳材所能承受的压力时,芯材 Hb 才会“破壳而出”。所以在相同的载体聚合物浓度条件下,随着内水相血红蛋白浓度的增加,包封率呈先上升后下降的规律。具体地说,当内水相血红蛋白浓度在 $50 \sim 200$ g/L 范围内,随着蛋白浓度的增大,包封率呈快速上升趋势,说明在这个浓度范围内,壳材自身所具备的抗压强度完全有能力抵御逐渐增多的血红蛋白浓度所带来的内部压力;而从 150 g/L 升高到 300 g/L 时,包封率开始出现下降趋势,说明当内水相血红蛋白含量过大时,其微囊壳材的内外浓度差超过一定值,使其成为蛋白扩散的主要动力,故而降低了微囊中蛋白的含量。

　　(6) 外水相 PVA 浓度对微囊包封率的影响

　　由于液滴在固化前是热力学不稳定体系,因此除了内水相的血红蛋白有“破壳而出”的趋势以外,在液滴彼此不断地接触与碰撞过程中,也有相互黏附、融合的趋势。为了提高包封率和控制粒径以及提高纳米微囊的分散稳定性,添加分散稳定剂很有必要。在粒子的表面附着一层稳定剂后,内水相血红蛋白向外扩散的扩散阻力和扩散半径都相应增大,必然会对微囊包封率造成影响。实验以 PVA 为例,采用相同体积(0.5 mL)的内水相蛋白(浓度为 15%),聚合物壳材 PLA 浓度(8%)和乳化剂 Span80 浓度(25%),考察稳定剂浓度对血红蛋白包封率的影响,如图 2.23 所示。

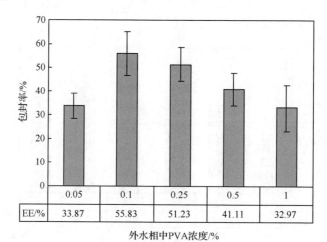

图 2.23　PVA 浓度对微囊中血红蛋白包封率的影响

当 PVA 浓度由 0.05％增加到 0.1％时,包封率逐步升高。这是由于随着 PVA 浓度增加,相当于提高了外水相的渗透压,即内外水相渗透压差的降低促使血红蛋白的向外扩散略有减缓,另外,也增大了血红蛋白的扩散阻力。然而随着 PVA 含量的进一步提高,包封率却反而下降,这说明当 PVA 浓度超过 0.1％时,在增加了其浓度的同时,也增加了外水相黏稠度,降低了外水相的流动性,使得其不但不能完全包裹于微囊表面而更好地发挥稳定剂的功效,反而在高速剪切或高压均质作用下,由于其高分子长链柔软的特性互相缠绕,甚至撕裂壳材,导致血红蛋白溢出。

(7) 外水相中 NaCl 浓度对微囊包封率的影响

调节内外水相渗透压差可以通过改变外水相中的盐(NaCl)浓度实现。实验表明,外水相盐浓度对包封率有显著的影响,结果见图 2.24。

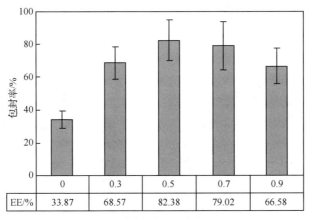

图 2.24　NaCl 的浓度对微囊中血红蛋白包封率的影响
图中所有数据点均为三个独立测试的结果的平均值±SD

从图中可以看出,当采用相同体积(0.5 mL)的内水相蛋白(浓度为 15％,质量分数),聚合物壳材 PLA 浓度(8％)和乳化剂 Span80 浓度(25％)时,随着外水相 NaCl 浓度的增加,Hb 的包封率依次增高,至 NaCl 浓度在 0.5％处,包封率出现最大值;随后,包封率随着 NaCl 浓度的增大而降低。当 NaCl 浓度为 0.5％时,内外水相渗透压差最小,血红蛋白向外扩散的程度最小,故所得包封率最高。而小于这个浓度时,内水相渗透压高于外水相,血红蛋白向外扩散,随着渗透压差的提高,对应的微囊包封率呈下降趋势。当高于 0.5％时,外水相渗透压高于内水相的渗透压,外水相中的水分子会透过油相进入内水相,使得内水相体积增大,复乳液滴因而变得不稳定,有的甚至会发生破裂,造成包封率降低。

　　(8) 内水相中表面活性剂浓度对微囊包封率的影响

　　微囊的制备过程是一个剧烈的物理反应,在稳定的初乳液基础上,复乳化过程对乳化液滴的粒径和包封率也产生重要影响:第一,当初乳液加入外水相进行复乳化时,由于两种液体的浓度差使得溶剂迅速扩散,这将会引发少量的内水相外溢。而随着复乳化强度的增加,溶剂扩散速率增加,因此内水相外溢的可能性增加,同时造成乳液滴大小不均一;第二,乳化剪切速率的增大也使复乳液滴在水分散相中运动的线速度加快,剧烈的高压剪切力会在微囊壳材固化之前将其打碎,从而造成大量的血红蛋白分子进入外水相,降低微囊的包封率。如果在壳材固化之前已经将内水相保护起来,这将会有效避免以上两种情况的发生。有研究表明,Pluronic F68,Poloxamer188 和 PVA 能与亲油性壳材如 PLA 或 PCL 相互作用,起到稳定内水相的作用[60]。其机理与普通表面活性剂机理相同,即在内水相水溶液中,PVA 长链中亲水的一侧指向 Hb,而亲油的一侧伸向聚合物壳材。相当于在 Hb 和壳材之间形成一道隔膜,将内水相物质 Hb 牢牢保护起来,防止其与溶剂直接接触后向外水相扩散,见示意图 2.25。

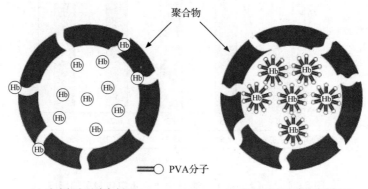

　　(a) 内水相中无稳定剂PVA　　　　　　　(b) 内水相中有稳定剂PVA

图 2.25　聚合物型表面活性剂 PVA 在内水相中的作用

　　依据这个理论,内水相 PVA 的添加必然会提高微囊包封率。因此在前期制备参数的基础上,在内水相中加入了一定浓度的 PVA,其含量对微囊包封率的影响见图 2.26。

　　由图 2.26 可知,随着 PVA 在内水相中含量的增加,微囊的包封率的确有所升高,然而当其含量超过 0.25% 后,包封率反而降低了。这是因为随着 PVA 浓度的升高,内水相的黏度也随之增高,导致其流动性变差,在相同的乳化成囊过程中,黏度高的液滴不易分散成细小液滴,若要保持相同的粒径,只能以减小 Hb 在内水相中的含量为代价。

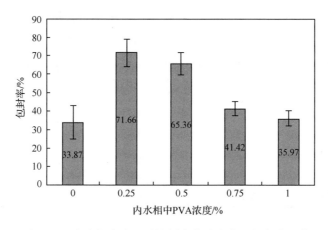

图 2.26　内水相中表面活性剂浓度对微囊包封率的影响

综上所述，在考察了内外水相以及油相的各种制备相关参数后，以 PLA 为壳材，在以上工艺参数基础上，进一步对微囊体系进行了综合优化，得到了适合制备粒径在 70~200 nm 的、高包封率的血红蛋白基纳米微囊血液代用品的工艺，其参数见表 2.7。

表 2.7　最优化工艺条件及所制备微囊的粒径和包封率结果

温度 /℃	内水相(W₁)			表面活性剂	油相(O)		外水相(W₂)			
	Hb /(g/L)	体积 /mL	PVA /%		浓度/% (质量体积比)	体积 /mL	PLA /%	PVA /%	NaCl /%	体积 /mL
0	200	0.5	0.25	Span80	0.16	7.5	8	0.1	0.5	250
平均粒径=145.3 nm±13.4 nm；包封率(%)=82.38%±7.21%										

3. 纳米微囊稳定性的控制

由于小粒径带来的高比表面积和高表面能，纳米颗粒在溶液中极易团聚。本研究制备的血红蛋白基纳米微囊的粒径范围在 70~200 nm，微小的粒子在悬浮介质中，容易相互碰撞粘连，发生絮凝和聚并，使粒径变大，随着时间的推移，粒子还会发生沉降现象。在对上述粒径和包封率优化的基础上，这里着重对影响纳米微囊悬浮液稳定性的主要因素进行了探讨，以求得到制备稳定纳米微囊的最优化工艺条件。

（1）油相中表面活性剂种类及浓度的影响

表面活性剂对于复乳液的形成及稳定性起着决定性的作用。表面活性剂种类及浓度的优化也是对分散体系悬浮稳定性的优化。前面研究表明不同表面活性剂组合及配比对微囊粒径和包封率有显著性的影响，在此继续考察其对微囊悬浮液稳定性的影响,测试结果见表 2.8 和图 2.27。横坐标表示测试点在微囊悬浮液中对应的位置,左边的纵坐标为悬浮液的背散射率,右边的纵坐标为测量时间。

表 2.8　油相中乳化剂种类及浓度对纳米微囊悬浮液稳定性的影响

乳化剂种类	乳化剂浓度/(%,质量体积比)	背散射变化率/%
Span80	2.5	6.49
Span80/Poloxamer188	2.5	1.33
	5	0.28
	10	0.18
(Span80/Poloxamer188)/卵磷脂	2.5/0.3	0.17

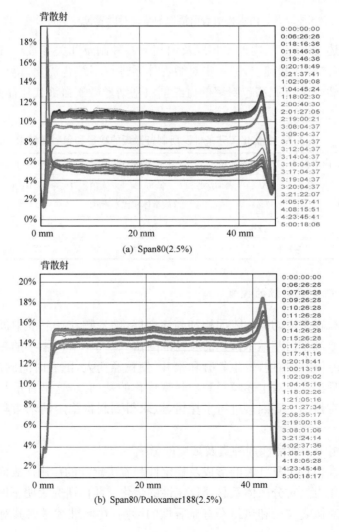

(a) Span80(2.5%)

(b) Span80/Poloxamer188(2.5%)

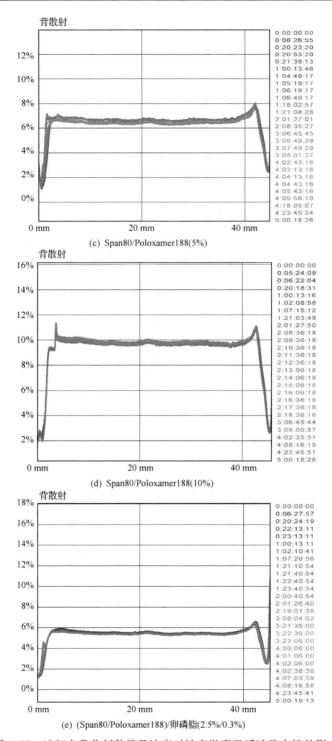

(c) Span80/Poloxamer188(5%)

(d) Span80/Poloxamer188(10%)

(e) (Span80/Poloxamer188)/卵磷脂(2.5%/0.3%)

图 2.27 油相中乳化剂种类及浓度对纳米微囊悬浮液稳定性的影响

　　从图中可以看出,使用单一的表面活性剂 Span80,纳米微囊 5 天的背散射变化率高达 6.49%,说明悬浮稳定性差。使用二元混合表面活性剂 Span80/Poloxamer188,随着浓度升高,微囊的悬浮稳定性增高,当浓度高于 5% 时,乳液趋于稳定。加入 0.3% 的卵磷脂与 Span80/Poloxamer188 配合使用,将 Span80/Poloxamer188 的浓度降为 2.5% 时,乳液即非常稳定。实验结果表明,二元、三元混合表面活性剂优于单一表面活性剂,与前述其对粒径和包封率的影响结果较一致,(d)(e)为优化的配方,可同时满足制备小粒径、高包封率和悬浮稳定性好的纳米微囊。

　　(2) 复乳化方法对纳米微囊悬浮液稳定性的影响

　　在复乳化制备工艺中,分别考察超声波分散(70 W,1 min)和高压均质分散(200 bar[①],1 min)制备的纳米微囊悬浮液的稳定性。表 2.9 和图 2.28 显示,两种复乳化方法对乳液的稳定性有较明显的差异。采用超声波分散制备的纳米微囊悬浮液 5 天的背散射变化率为 4.75%,而高压均质分散制备的纳米微囊悬浮液背散射变化率仅为 0.45%。复乳化采用高压均质分散取代超声波后,制备的乳液变得非常稳定。这可能与高压均质制备的粒子大小均一,使体系中的乳化剂能充分、均匀地吸附在微囊表面,同时高压均质过程相对于超声波不产生过多的热量,避免加速粒子的热运动,从而防止粒子相互碰撞、团聚,因此有利于制备稳定的乳化体系。

表 2.9　复乳化方法对纳米微囊悬浮液稳定性的影响

复乳化方法	背散射变化率/%
超声波分散(70 W,1 min)	4.75
高压均质分散(200 bar,1 min)	0.45

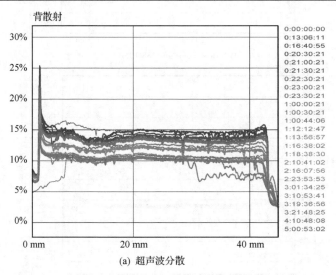

(a) 超声波分散

① 1 bar＝10⁵ Pa

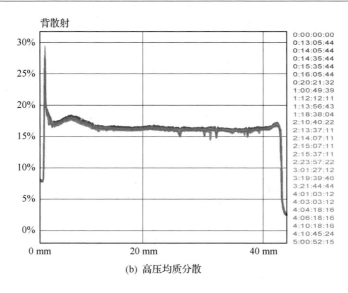

(b) 高压均质分散

图 2.28　复乳化方法对纳米微囊悬浮液稳定性的影响

（3）外水相中稳定剂浓度的影响

外水相中的稳定剂对纳米微囊的稳定性起着非常重要的作用。本实验选择制备乳液体系时普遍采用的 PVA，考察 PVA 在外水相中的浓度对悬浮液稳定性的影响。从表 2.10 和图 2.29 中可以看出，随着稳定剂浓度的升高，背散射变化率降低，表明悬浮液的稳定性提高。当稳定剂浓度高于 0.5% 时，乳液的稳定性变化不大，说明本实验条件下，外水相中 0.5% 的稳定剂浓度足以保证本体系乳液的悬浮稳定性。

表 2.10　稳定剂浓度对纳米微囊悬浮液稳定性的影响

外水相中稳定剂浓度/（%，质量体积比）	背散射变化率/%
0	6.25
0.1	3.49
0.5	0.28
1	0.26

（4）分散相体积的影响

分散相体积是控制微囊固化的主要因素之一。考察了 0 mL、50 mL、150 mL 和 250 mL 四个外水相体积条件下制备的纳米微囊悬浮液的稳定性。图 2.30 结果显示，外水相体积过小，乳液极其不稳定，背散射变化率高达 5.85%，随着外水相体积的增加，乳液越来越稳定，但并不是分散相体积越大越好，分散相体积为

150 mL 时,制备的乳液稳定性最高。分析原因可能为,纳米级粒子在溶液中会进行布朗运动,属热力学不稳定体系,分散相体积过小,粒子之间碰撞的概率增大,易发生聚并沉降,使乳液变得不稳定。

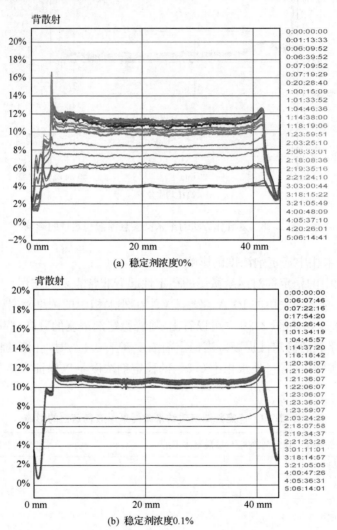

(a) 稳定剂浓度0%

(b) 稳定剂浓度0.1%

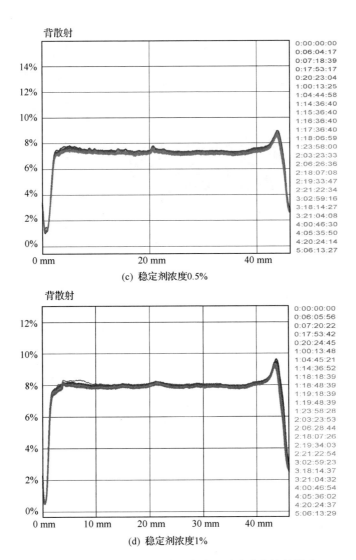

图 2.29　稳定剂浓度对纳米微囊悬浮液稳定性的影响

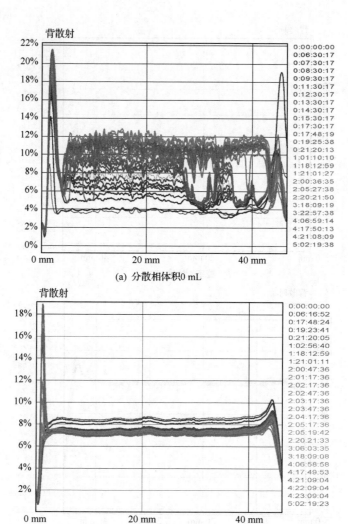

(a) 分散相体积0 mL

(b) 分散相体积50 mL

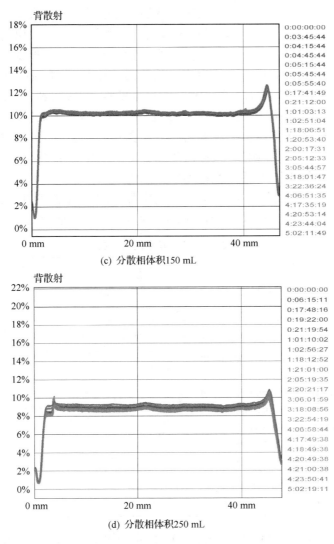

(c) 分散相体积150 mL

(d) 分散相体积250 mL

图 2.30　分散相体积对纳米微囊悬浮液稳定性的影响

2.4　纳米聚合物微囊型血液代用品制备过程的放大

2.4.1　常用制备方法的缺陷

　　可注射型药物载体在现代控制释放药剂中占有很重要的地位。为了避免药物进入人体后被单核吞噬细胞系统(MPS)从血液中清除,要求药物具有良好的生物相容性和较小粒径。药物/聚合物纳米微囊除满足以上要求外,还能完成蛋白/药物的靶向定点输送,是目前提高和改善药物综合性能的一种有效手段。常用的制备蛋白/药物纳米微囊的方法有:界面聚合法[61]微胶囊化要求被包囊物能耐酸碱性,且不能与单体发生反应。此外,包入其中的微量多余单体难以去除。乳液聚合[62]的致命弱点是产物中含有难以完全清除的乳化剂,影响最终产物的使用性能。而复合乳液法[63]即通过药物和聚合物自组装形成纳米液滴,伴随有机溶剂挥发,聚合物在液滴表面沉积或合成的复合乳液法是目前运用最广泛的制备工艺。这种自组装过程避免了单体与药物/蛋白的直接接触,不会由于单体残留而引起毒性,也不必担心单体与药物发生反应而使之变性。因此,对那些容易失去活性和变性的蛋白/药物(如酶制剂、血红蛋白等)尤为合适。

完成复乳法过程的仪器很多,如磁力搅拌器、超声细胞粉碎机、高速均质机和高压均质机等等。如表 2.11 所示,不同仪器其乳化机理和乳化效果不同。

表 2.11　几种常用的乳化器

种类	细化机理	举例/技术参数	参考文献/粒径
机械搅拌	把互不相溶的油相和水通过挤压、离心分散、剪切作用使之共溶	JJ-1 精密增力电动搅拌器/0～3000 r/min	[64]/46～550 μm
超声波乳化器	交变声压场产生交变超声频率,作用于乳液产生空化作用,进而乳化	JYD-900 智能型超声波细胞粉碎机/900 W, 20～25 kHz	[65]/100～300 nm [66]/1～5 μm [67]/6～8 μm,350～450 nm
转子-定子均质器	电机高速转动,定子-转子产生强大剪切效应,两个同心喷嘴构成一个吸入腔,产生吸入效应,由两种效应共同作用形成激烈地混合	WX750CY 实验室高剪切乳化机/10～29 kr/min, 450 W, 50 Hz	[68]/20～60 μm [69]/400～1600 nm
高压均质器	由往复式柱塞对乳液加压,一旦乳液失压,喷出瞬间产生空穴效应,撞击效应,剪切效应,完成乳化	Ultra-high Pressure Nano Homogenizer/1800 bar, 2.2 kW	[70]/100～200 nm

目前使用较多的是超声波乳化器和转子-定子均质器,而且很多研究人员早已将这两种乳化方式结合使用,收到了很好的乳化效果[71]。然而,在研究中发现制备过程仍存在一些问题:如探头型超声波乳化器在作用时,会产生局部高温高压,使乳液受热不均。另外,超声波发生器所在位置固定,乳化液容易产生死角,不利于形成均相。基于这些缺点,华东理工大学的科研人员以传统的超声细胞粉碎机为基础,结合机械搅拌的优点,自行设计了一套制备可降解 $W_1/O/W_2$ 型血红蛋白纳米微胶囊(Hb-NPs)的超声-剪切装置(UHD),对制备工艺进行了优化。

2.4.2　改性五步溶剂扩散-挥发复乳法制备流程

为提高微囊的包封率,华东理工大学的科研人员在经典的 $W_1/O/W_2$ 四步复乳法基础上,对复乳化过程进行了改进。将原有的一次复乳化过程细化分为两步。与此同时,采用实验室自行设计的 UHD 装置,如图 2.31 所示,对微囊型血液代用品进行制备。该装置结合了超声乳化器和机械搅拌优点,乳化时,将两者同时作用于液体,以保证在同样的乳化时间内有尽量多的微液滴流经超声探头,确保液体在容器中湍动程度均匀。并且通过两台控制设备,分别控制搅拌桨的速度和超声波发生器的输出功率,以方便对制备工艺的调整和确定。工艺改进的目的在于协调溶剂的扩散速率同液滴的纳米化进程,使包封率更高,微囊粒径分布更加均一。

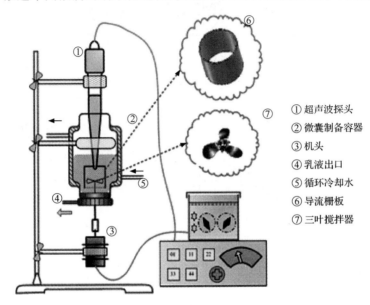

① 超声波探头
② 微囊制备容器
③ 机头
④ 乳液出口
⑤ 循环冷却水
⑥ 导流栅板
⑦ 三叶搅拌器

图 2.31　超声空化-高速剪切装置(UHD)

2.4.3　改进乳化 UHD 装置设计的机理

采用自行设计的 UHD 装置,通过一系列工艺调整,制备出了符合长循环要求的纳米微囊血液代用品,在此对其设计原理进行介绍。

1. 复合型微囊的形成过程

药物/聚合物乳化是一个破乳重组的剧烈反应过程,称为"Ouzo 效应"[72]。以 $W_1/O/W_2$ 为例,其微囊成核过程大致如图 2.32 所示:当含有水溶性药物或蛋白质的内水相 W_1 加入到含有溶剂和少量表面活性剂的油相 O 中(此时往往油相体积远远大于内水相体积),形成油包水体系。在该体系中,油扩散到水中,水相出现过饱和,同时液滴形成。油相中的少量溶剂也扩散到水中,帮助油水相溶。过饱和的水分子扩散进入离它最近的水分子中,如同引发剂进一步引发 W_1/O 成核,完成初乳。再将含有表面活性剂和稳定剂的外水相 W_2 倾倒入初乳液中,同样出现液滴过饱和-成核过程,完成复乳。相反,将少量油相加入到大量水相中,也能形成乳液。这种复合型乳液具有三相共存且互不作用、缓释功能、包裹作用等,因此被广泛应用于化妆品、食品、医药等行业。

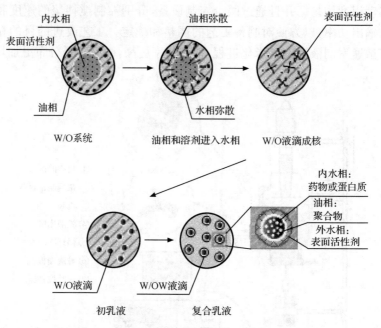

图 2.32　$W_1/O/W_2$ 复合型微囊乳化过程示意图

这种复合型微囊的乳液不同于简单的 O/W 型或 W/O 型微乳液,它有两个分散相,两个相体积,至少有两种表面活性剂,是一个更复杂、更不稳定的多相热力学体系[73]。当两种不互溶的液体搅拌时,其中必有一种被破碎成液滴,成为分散相;而另一种液体成为连续相。为了达到小尺寸的混合,必须尽可能减小液滴的尺寸,而液滴的破碎主要依靠其高度湍动来完成。液滴是一个具有明显界面的液团,界面张力力图使液滴的表面积最小,抵抗液滴变形和破碎。因此对液体分散而言,为使液滴破碎,首先要克服界面张力使液滴变形。理论上讲,当总液体处于高度湍动状态时,存在着方向迅速变换的湍流脉动,液滴不能追随这种脉动而产生相对速度很大的绕流运动。这种绕流运动沿液滴表面产生不均匀的压强分布和表面剪切应力作用将液滴压扁并扯碎。总体流动的湍动程度越高,湍流脉动对液滴绕流的相对速度越大,则可能产生的克服界面张力的能量就越高,液滴尺寸越小。实际在搅拌容器内,液滴的变化是一个可逆的过程,不仅发生大液滴的破碎过程,同时也存在小液滴相互碰撞而合并的过程。破碎与合并过程同时发生,必然导致液滴尺寸的不均匀分布。其中大液滴是由小液滴合并而成,而小液滴则是大液滴破碎的结果。实际的液滴尺寸分布取决于破碎和合并过程之间的抗衡。

由于所希望得到的乳液微囊是粒径均一并稳定的,因此可以针对上述导致液滴分布不均的原因,采用下列措施:①尽量使液体在设备中的湍动程度分布均匀;②在混合液体中加入少量的表面活性物质,使液滴在碰撞时难以合并。实际上许多高分子单体的悬浮聚合过程就是采用这种方法获得大小均匀的聚合物颗粒的。

针对第一个措施,为了使液体在容器中湍动程度均匀,考虑对制备装置进行改进和优化,这将在后面进行系统的分析。

在此基础上,针对上面提到的第二点,考虑对微囊乳化过程进行优化和调整。初乳化形成 W_1/O 型乳液,复乳化形成 $W_1/O/W_2$ 型液滴时,都加入了表面活性剂以降低微液滴的表面张力,以形成完整并呈球形的微囊。然而制备复乳型微囊是一个相当复杂的过程,如在制备过程中,内水相之间的聚合,初乳 W_1/O 液滴之间的聚合,分隔内外水相的油相的破裂以及水分子穿透油相通道等现象都会造成复乳液体系的不稳定,从而引起微囊粒径不均一以及包封率低等问题。

2. 超声粉碎-高速搅拌装置的设计思路

纳米级悬浮乳液要求稳定性良好,分散均匀,尽量避免微粒团聚。这需要给予体系很大的能量才能完成。传统的机械搅拌乳化技术只能制备微米或亚微米级的颗粒,而且当颗粒细化到一定程度后,会出现粉碎与团聚的现象,甚至因颗粒团聚变大而使粉碎工艺恶化[74]。而超声波乳化器则可以通过改变超声探头输出功率来轻松控制颗粒大小,甚至可以达到几纳米。因为在液体介质中存在着很多空化点,如空气泡、外来物质以及被物质表面膜阻止的溶解气体等。当超声波发生器产生高频振动,形成交变声压场作用于液体时,空化点容易产生高速冲击波和微射流,会使空化点扩大,甚至是炸开。同时伴有高温、高压,被乳化颗粒表面达到良好的冲击分散效果[75]。对于 W_1/O 体系,内水相 W 在被冲击分散之后需要立即与大量的油相 O 介质和表面活性剂包裹,才能够防止已被破碎的水相重新团聚。那么在超声空化过程中加以机械搅拌,则增加了 W_1 炸开之后与油相 O 相遇的概率,这样是否能更加有效地防止团聚呢?

为了解决这一问题,研究人员结合超声乳化器和机械搅拌优点,设计了一套全新装置,如图 2.31 所示。乳化时,两者同时作用于液体,以保证在同样的乳化时间内有尽量多的液体流经超声探头,确保液体在容器中湍动程度均匀。并且通过两台控制设备,分别控制搅拌桨的速度和超声波发生器的输出功率,以保证对制备工艺的调整和确定。值得一提的是,该装置采用旋桨类推进式三叶搅拌器(如图 2.31⑦)。这类搅拌器具有流量大,压头低的特点,能带动液体在容器内做整体轴向和切向运动,同时产生强剪切和湍动。旋桨式搅拌器类似于一个无外壳的轴流泵,其直径比容器小,但转速很高,叶片与水平面存在一个切向角度,因此通过旋桨产生的轴向转动带动液体向下运动流至容器底部,然后折回返入旋桨入口。这种桨叶主要形成大循环量的总体流动,使得液体中的每个微元液滴都有可能流经容器中的任何角落。

　　另外,推进式搅拌器搅拌速度不同,对乳液产生的搅拌效应也是不同的。当转速较低时,搅拌桨带动液体循环形成大漩涡[如图 2.33(a)],在腔内做切向运动,此时乳液中液滴尺寸较大。而当转速超过一定值,搅拌器会产生一股高速流体从轴向射出,高速射流核心与周围液体交界处因速度梯度很大而形成强剪切。由于容器壁的限制,剪切力带动腔内液体整体轴向运动,此时形成小尺寸漩涡[如图 2.33(b)]。总体轴向流动将液体破碎成较大液团,而高度湍动中的旋涡则是形成强剪切的主要原因,从而细化液滴。

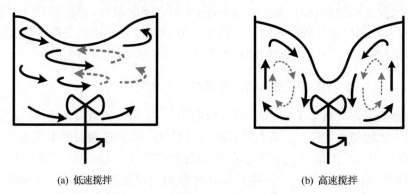

(a) 低速搅拌　　　　　　　　　　　　　　　(b) 高速搅拌

图 2.33　不同的搅拌速度对乳液的搅拌效应不同

　　若周围无固体边界约束,液体可沿各方向流到搅拌桨入口,故不同的流动微元行程长短不一,很可能产生部分乳滴经历了很多次超声探头的空化作用,而另一部分仅仅经历了 1~2 次甚至从未经过,影响乳液的均一性。在容器中设计导流栅板(如图 2.34),可以严格控制乳液流动方向。最常用的导流栅板是沿容器壁面垂直安装的条形钢板,它可以有效地阻止容器内的圆周运动。设置挡板后,液流在挡板后造成漩涡,这些漩涡随主体流动遍及全容器,提高了混合效果。挡板对流体的径向和轴向流动没有影响,但搅拌功率却可成倍增加。因此在本装置设计时,在特制的乳化容器内加入了一个导流栅板。

　　3. 超声粉碎-高速搅拌装置的优点

　　如前面提到的,该 UHD 装置除了以上提到的乳化均匀、高效之外,还有以下一些优点:

　　(1) 超声探头位置可控

　　对于普通的超声波发生器来说,即使事先设定了超声探头的输出功率,在实际

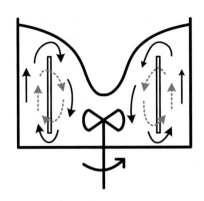

图 2.34　导流栅板对液体高速流动路径的影响

操作中其真实的功率也并不是固定不变的,而是与其在液体中的位置和液体体积有关。只要其中一个因素发生变化,其输出功率就会改变。这就给重复性实验带来了障碍。对于本装置所采用的探头式超声细胞粉碎机,研究发现其探头伸入液体深浅与输出功率之间的关系如表 2.12 所示。

表 2.12　超声探头在不同的液面位置下产生不同的输出功率

体积/mL	探头输出功率	液面以下 1 cm	底部以上 1 cm	液体底部
10	900 W	800 W	600 W	500 W
40	900 W	600 W	—	450 W
80	900 W	600 W	—	400 W

　　从表 2.12 可以看出,靠近液面处的输出功率最大;同时,当液体体积越大,其离液面相同高度的输出功率越小。众所周知,物体在液体中所受压力与深度成正比,如图 2.35。

　　超声波从探头处发出,在没有受到任何阻力时(如液面处)能发出最大功率,此时粉碎乳化作用最强。随着探头在液体中不断深入,其受到的液体压力不断增大,到达液体底部时达到最大,此时的输出功率仅为输入功率的一半甚至更少。因此在制备乳液时,为了得到重复性结果,必须保证探头的输出功率相同。本装置在设计时固定了探头位置,确保了实验的可重复性。

　　(2) 初乳化温度可控

　　蛋白类物质都是热敏性的,在室温下进行乳化对蛋白质非常有害[66],甚至会导致蛋白变性。超声空化是一个放热过程,尤其是探头部位,其瞬间产生的温度

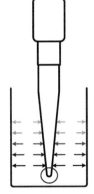

图 2.35　探头在液体中的深度所受的压力不同

远远高于乳液其他位置。另外,纳米级微球表面有很高的表面能,容易团聚。如果乳液体系温度过高,微粒热运动增强,颗粒之间碰撞概率明显加大,影响乳液的均一性。因此,控制乳化体系温度是非常必要的。UHD 装置备有循环冷却装置,保证了整个乳化过程处于恒定的低温状态。

(3) 处理量大,避免多次制样造成的系统误差

对于所有的微囊型药物的研究来说,其重点在于考察药物在动物体内甚至是人体内的药效的发挥,因此制备过程仅仅是一个前期准备工作。然而这看似简单的制备却对其重复性要求很高。由于以往都是仅仅采用超声乳化法制备微囊,不适合于制备大量的微囊,再加上每次超声乳化时很多因素(如前面提到的超声实际功率和温度等)的影响,造成各批次之间也有很大的差异,不利于后期工作的开展。课题组以 PLA 为壳材,按照前面研究的工艺参数配比(表 2.13)对比了传统的超声乳化方法和 UHD 装置所制备出的微囊的粒径和包封率,结果表明 UHD 装置所制备的微囊的平均粒径小于普通方法,且均一性较高。由 UHD 装置制备的微囊包封率也明显高于普通制备方法,且可重复性较高。

表 2.13　两种不同制备方法所制备的微囊粒径和包封率比较

样品编号	传统超声乳化法			UHD 乳化法		
	粒径/nm	分散系数	包封率/%	粒径/nm	分散系数	包封率/%
1	183.4	0.399	94.75	128.4	0.188	77.96
2	172.5	0.809	62.91	136.8	0.187	74.5
3	154.4	0.291	85.6	157.5	0.159	89.5
4	221.1	0.562	64.96	159.6	0.179	90.55
5	259.7	0.358	74.81	144.2	0.155	79.39
平均值	198.22	0.4838	76.61	145.3	0.1736	82.38
标准偏差	42.14	0.2074	13.57	13.35	0.0156	7.21

另外,该设计装置每批次可以处理的乳液量是以往的 3~4 倍,并且制备条件可控,最大限度地降低了各批次之间的系统误差,为后期工作带来方便。

参 考 文 献

[1] Park T G, Yoo H S. Dexamethasone nano-aggregates composed of PEG-PLA-PEG triblock copolymers for anti-proliferation of smooth muscle cells. Int J Pharmaceut,2006,326(1-2):169-173

[2] Zhang L Y, Hu Y, Jiang X Q, Yang C Z, Lu W, Yang Y H. Camptothecin derivative-loaded poly(caprolactone-co-lactide)-b-PEG-b-poly(caprolact one-co-lactide) nanoparticles and their biodistribution in mice. J Controll Release,2004,96 (1):135-148

[3] Hu Y, Xie J W, Tong Y W, Wang C H. Effect of PEG conformation and particle size on the cellular uptake efficiency of nanoparticles with the HepG2 cells. J Controll Release,2007,118 (1):7-17

[4] Kulmyrzaev A A,Schubert H. Influence of KCl on the physicochemical properties of whey protein stabilized emulsions. Food Hydrocolloid,2004,18:13-19

[5] Nicoli D F,Wu J S,Chang Y J,Ovod V,Hasapidis K. Zeta potential and particle size analysis of colloids using ELS and DLS. American Laboratory,1997,9:12-15

[6] Hou D,Xie C S,Huang K J,Zhu C. The production and characteristics of solid lipid nanoparticles. Biomaterials,2003,24(10):1781-1785

[7] Lamprecht A,Ubrich N,Hombreiro M H,Lehr C M,Hoffman M,Maincent P. Influences of process parameters on nanoparticle preparation performed by a double emulsion pressure homogenization technique. Int J Pharmaceut,2000,196:177-182

[8] Isabel S,Matías L,Carmen E. Release control of albumin from polylactic acid microspheres. Int J Pharmaceut,1995,125:223-230

[9] Meng F T,Ma G H,Qiu W,Su Z G. W/O/W double emulsion technique using ethyl acetate as organic solvent: effects of its diffusion rate on the characteristics of microparticles. J Controll Release,2003,91:407-416

[10] Yang Y Y,Chia H H,Chuang T S. Effect of preparation temperature on the characteristics and release profiles of PLGA microspheres containing protein fabricated by double-emulsion solvent extraction/evaporation method. J Controll Release,2000,69:81-96

[11] Bangham A D,Standish M M,Wantkins J C. Difusion of univalentions across the amellae of swallen phospholipid. J Mol Biol,1965,13:228-234

[12] Rahman Y,Lappalainen K,Pirila L. Progress of liposome. Exp Biol Med,1979,146(4):1173-1196

[13] 梁治齐,宗惠娟,李金华. 功能性表面活性剂. 北京:中国轻工业出版社,2002

[14] Torchilin V,Weissing V. Liposomes: A Practical Approach. Oxford: IRL Press / Oxford University Press,2003

[15] Aoki H, Kakinuma K, Morita K, Kato M, Uzuka T, Igor G, Takahashi H, Tanaka R. Therapeutic efficacy of targeting chemotherapy using local hyperthermia and thermosensitive liposome: Evaluation of drug distribution in a rat glioma model. Int J Hyperther, 2004, 20(6):595-605

[16] Chelvi T P, Ralhan R. Designing of thermosensitive liposomes from natural lipids for multimodality cancer therapy. Int J Hyperther, 1995,11(5):685-695

[17] Babincova M, Leszczynska D, Sourivong P, Cicmanec P, Babinec P. Superparamagnetic gel a novel material for electromagnetically induced hyperthermia. J Magn Magn Mater, 2001,225:109-112

[18] Bucke W E, Leitzke S, Diederichs J E, Borner K, Hahn H, Ehlers S, Müller R H. Surface-modified amikacin-liposomes: organ distribution and interaction with plasma proteins. J Drug Target, 1998, 5(2):99-108

[19] Yoshihisa N, Tamami T, Tsuneya O. Tumor selective gene transduction by intraperitoneal administration of cationic liposome. Jikeikai Med J, 1996,43(1):9-21

[20] Anderson P M, Hanson D C, Hasz D E, Halet M R, Blazar B R, Ochoa A C. Cytokines in liposomes: preliminary studies with IL-1, IL-2, IL-6, GM-CSF and interferon-gamma. Cytokine, 1994,6(1):92-101

[21] Adler A, Schachter J, Barenholz Y, Bar L K, Klein T, Korytnaya R, Sulkes A, Cohen Y, Kedar I. Allogeneic human liposomal melanoma vaccine with or without IL-2 in metastatic melanoma patients: Clinical and immunobiological effects. Cancer Biother, 1995 Winter,10(4):293-306

[22] 吴忠斌,陈建明. 脂质体包裹血红蛋白的制备方法及质量影响因素. 药学实践杂志,2008,26(1):1-4

[23] Rudolph A S,Sulpizio A,Hieble P,Hieble P,MacDonald V,Chavez M,Feuerstein G. Liposome encapsulation attenuated hemoglobin induced vasoconstriction in rabbit arterial segments. J Appl Physiol,1997, 82(6):1826-1835

[24] Sou K,Naito Y,Endo T. Effective encapsulation of protein into size-controlled phosphlipid vesicles using freeze-thawing and extrusion. Biotechnol Prog,2003,19(5):1547-1552

[25] Arifin D R,Palmer A F. Determination of size distribution and encapsulation efficiency of liposome encapsulated hemoglobin blood substitutes using asymmetric flow field-flow fractionation coupled with multi-angle static light scattering. Biotechnol-Prog,2003,19(6):1798-1811

[26] 李立新,樊晶,王学谦. 脂质体包裹人血红蛋白微囊的制备及其对大鼠血液的影响. 天津医药,2004, 32(2):101-103

[27] Shew R L,Deamer D W. A novel method for encapsulation of macromolecules in liposomes. Biochim Biophys Acta,1985,816(1):1-8

[28] Brandl M,Gregoriadis G. Entrapment of haemoglobin into liposomes by the dehydration rehydration method: vesicle characterization and in vivo behaviour. Biochim Biophys Acta,1994,1196(1):65-75

[29] 李赛. 聚氰基丙烯酸丁酯纳米微囊作为蛋白质多肽药物控释载体的研究[硕士学位论文]. 成都:中国科学院成都有机化学研究所,2004

[30] Randolph T W,Randolph A D. Submicron-sized biodegradable particles of poly(DL-lactic acid) via the gas antisolvent spary precipitaion process. Biotechnol Prog,1995,9:429-435

[31] Panaqi Z,Beletsi A,Evangelatos G,Livanious E,Ithakissios D S,Avqoustakis K. Effect of dose on the biodistribution and pharmacokinetics of PLGA and PLGA-mPEG nanoparticles. Int J Pharmaceut,2001, 221:143-152

[32] Murakami H,Kobayashi M,Takeuchi H,Kawashima Y. Preparation of PLGA nanoparticles by modified spontaneous emulsfication solvent diffusion method. Int J Pharmaceut,1999,187:143-152

[33] Farrugia C A,Grover M J. Gelatin behavior in dilute aqueous solutions:Designing a nanoparticulate formulation. J Pharm Pharmacol,1999,51:643-649

[34] Illum L,Jabbal G I,Hinchcliffe M,Fisher A N,Davis S S. Chitosan as a novel nasal delivery system for vaccines. Adv Drug Deliv Rev,2001,51(1-3):81-96

[35] Wolfgang M,Karsten M. Solid lipid nanoparticles: Production,characterization and applications. Adv Drug Deliv Rev,2001,47(2-3):165-196

[36] Leroux J C,Allenmann E. New approach for the preparation of nanoparticles by an emulsification-diffusion method. Eur J Pharm Biopharm,1995,41:14-18

[37] Shackle D R,Cousin M J,Pack G D. Method for producing microcapsules by interfacial photopolymerization and microcapsules formed thereby. US4532183. 1985-07-30

[38] 梁治齐. 微胶囊技术及其应用. 北京:中国轻工业出版社,2001:91-93

[39] 潘明旺,万林战,张健,李佐邦,张留成. 核壳型交联内烯酸酯共聚物的合成及表征. 高分子材料科学与工程,2004,20(2):61-64

[40] 管蓉,艾照全,李建宗,熊传溪. 影响聚丙烯酸酯乳液胶粘剂性能的因素. 中国胶粘剂,1995,7(1):36-39

[41] 朱雪燕,陈明清,刘晓亚,杨成. 核壳结构微球的制备方法与展望. 化学研究与应用,2004,16(3):309-312

[42] 林润雄,王基伟. 胶乳型互穿网络聚合物的研究. 弹性体,2001,11(3):55-59

[43] 张心亚,涂伟萍,陈焕钦. 核/壳乳液聚合中影响乳胶粒形态的因素. 化学工程,2002,9(4):19-22

[44] 尹宗宁,陆彬. 注射用胰岛素缓释纳米囊的研究. 中国医药工业杂志. 2000,31(8):349-352

[45] Guarrero Ô, Allemann E, Fessi H, Doelker E. Preparation techniques and mechanisms of formation of biodegradable nanoparticles from preformed polymers. Drug Dev Ind Pharm,1998,24:1113-1128

[46] Feng S S, Mu L, Win K Y, Huang G. Nanoparticles of biodegradable polymers for clinical administration of paclitaxel. Curr Med Chem,2004,11:413-424

[47] Cui F, Yang M, Jiang Y, Cun D, Lin W, Fan Y, Kawashima Y. Design of sustained-release nitrendipine microspheres having solid dispersion structure by quasi-emulsion solvent diffusion method. J Controll Release,2003,91:375 - 384

[48] De Jaeghere F, Allémann E, Leroux J C. Formulation and lyoprotection of poly(lactic acid-*co*-ethylene oxide) nanoparticles: Influence on physical stability and *in vitro* cell uptake. Pharm Res,1999,16(6): 859-866

[49] Takeuchi H, Yamamoto H, Kawashima Y. Mucoadhesive nanoparticulate systems for peptide drug delivery. Adv Drug Del Rev,2001,47:39-54

[50] Govender T, Stolnik S, Garnett M C, Illum L, Davis S S. PLGA nanoparticles prepared by nanoprecipitation: drug loading and release studies of a water soluble drug. J Control Release, 1999,57(2): 171-185

[51] Kumar M N V R, Bakowsky U, Lehr C M. Preparation and characterization of cationic PLGA nanospheres as DNA carriers. Biomaterials,2004,25:1771-1777

[52] Dekie L, Toncheva V, Dubruel P, Schacht E H, Barrett L, Seymour L W. Poly-L-glutamic acid derivatives as vectors for gene therapy. J Control Release, 2000,65(1-2):187-202

[53] Zambaux M F, Bonneaux F, Gref R, Dellacherie E, Vigneron C. Protein C-loaded monomethoxypoly (ethylene oxide)-poly(lactic acid) nanoparticles. Int J Pharmaceut, 2001,212(1):1-9

[54] Rössling G, Albayrak C, Tack J, Schmitz R. Process for the production of morphologically uniform microcapsules and microcapsules that are produced according to this process. US 6 572 894. 2003-06-03

[55] Mateja C, Janko K, Julijana K. Cystatin incorporated in poly(lactide-*co*-glycolide) nanoparticles: Development and fundamental studies on preservation of its activity. Eur J Pharm Sci,2004,22:357-364

[56] Lamprecht A, Ubrich N, Perez M H, Lehr C M, Hoffman M, Maincent P. Biodegradable monodispersed nanoparticles prepared by pressure homogenization-emulsification. Int J Pharm,1999,184:97-105

[57] Janne R, Hannele E, Esko I K. Influence of the solvent composition on the aerosol synthesis of pharmaceutical polymer nanoparticles. Int J Pharmaceut,2004,284:13-21

[58] 邹华生,陈江凡,陈文标. 油包水微乳液体系的稳定性分析. 华南理工大学学报(自然科学版),2008, 36(3):32-36

[59] Schröder V, Schubert H. Production of emulsions using microporous ceramic membranes. Colloids and Surfaces A: Physicochemical and Engineering Aspects,1999,152(1-2):103-109

[60] Yang Y Y, Chung T S, Ng N P. Morphology, drug distribution, and *in vitro* release profiles of biodegradable polymeric microspheres containing protein fabricated by double-emulsion solvent extraction/evaporation method. Biomaterials,2001,22(3):231-241

[61] Jiang B, Hu L. Crosslinked polysaccharide nanocapsules: Preparation and drug release properties. Acta Biomate,2006,2(1):9-18

[62] Abeylath S C, Turos E. Glycosylated polyacrylate nanoparticles by emulsion polymerization. Carbohyd Polym,2007,70(1):32-37

［63］Iosif Daniel R, Fumio W, Motohiro U. Microparticle formation and its mechanism in single and double emulsion solvent evaporation. J Controll Release, 2004, 99(2):271-280

［64］Zohra M, Yann P, Alf L. Oil-in-Oil microencapsulation technique with an external perfluorohexane phase. Int J Pharmaceut, 2007, 338(1-2):231-237

［65］Chognot D, Leonard M. Surfactive water-soluble copolymers for the preparation of controlled surface nanoparticles by double emulsion/solvent evaporation. Colloid Surface B, 2006, 51(1):86-92

［66］Feng L, Qi X R, Zhou X J, Maitani Y, Wang S C, Jiang Y, Nagai T. Pharmaceutical and immunological evaluation of a single-dose hepatitis B vaccine using PLGA microspheres. J Controll Release, 2006, 112(1):35-42

［67］Blaine A P, Jason A B, Robert L. Formualtion and surface modification of poly (ester-anhydride) micro- and nanospheres. Biomaterials, 2005, 26(2):117-124

［68］Shirui M, Jing X, Cuifang C, Oliver G, Andreas S, Thomas K. Effect of WOW process parameters on morphology and burst release of FITC-dextran loaded PLGA microspheres. Int J Pharmaceut, 2007, 334 (1-2):137-148

［69］Benichou A, Aserin A. O/W/O double emulsions stabilized with WPI-polysaccharide conjugates. Colloid Surface A, 2007, 297(1-3):211-220

［70］Hecq J, Deleers M. Preparation and *in vitro*/*in vivo* evaluation of nano-sized crystals for dissolution rate enhancement of ucb-35440-3, a highly dosed poorly water-soluble weak base. Eur J Pharm Biopharm, 2006, 64(3):360-368

［71］Zhao J, Liu C S, Yuan Y, Tao X Y, Shan X Q, Sheng Y, Wu F. Preparation of hemoglobin-loaded nano-sized particles with porous structure as oxygen carriers. Biomaterials, 2007, 28(7):1414-1422

［72］François G, Joseph L K. Nanoparticles and Nanocapsules created using the Ouzo Effect: Spontaneous emulsification as an alternative to ultrasonic and high-shear devices. Chem Phys Chem, 2005, 6(2): 209-216

［73］Su J H, Flanagan J, Hemar Y, Singh H. Synergistic effects of polyglycerol ester of polyricinoleic acid and sodium caseinate on the stabilisation of water-oil-water emulsions. Food Hydrocolloid, 2006, 20(2-3): 261-268

［74］任振, 郑少华. 超声波机械法在纳米粒子制备中的实验研究. 中国粉体技术, 2005, 4:20-23

［75］黄文, 毛汉颖. 机械剪切超声空化复合乳化装置的研制. 广西民族学院学报(自然科学版), 2004, 10(4): 68-71

［76］Zambaux M F, Bonneaux F, Gref R, Maincent P, Dellacherie E, Alonso M J, Labrude P, Vigneron C. Influence of experimental parameters on the characteristics of poly(lactic acid) nanoparticles prepared by a double emulsion method. J Controll Release, 1998, 50(1-3):31-40

第3章 微囊型血液代用品表面特性及缓释的控制

3.1 表面特性的调控

细胞内外物质,如葡萄糖、还原剂等小分子物质的传递是天然红细胞维持正常生理功能的重要前提[1]。天然的红细胞膜为脂质双分子层的半透膜,对物质的通透具有选择性,小分子营养物质和代谢产物、氧气和二氧化碳、高铁血红蛋白还原剂分子等能够自由进出,而对内部包埋的蛋白和细胞外的抗体、免疫蛋白等大分子具有屏障作用。一般来讲,红细胞与周围环境之间的物质交换,是通过细胞膜表面蛋白的转运功能实现的,其转运方式有以下四种:单纯扩散、易化扩散、主动转运和入胞/出胞作用。氧气和二氧化碳等脂溶性气体以单纯扩散方式可自由通过,葡萄糖和氨基酸等亲水性物质依靠细胞膜表面蛋白的转运通过,负离子如 Cl^-、HCO_3^- 等较易通过,尿素也可自由透过,而 Na^+、K^+ 等正离子很难通过,需依赖钠泵来主动转运。对于纳米微囊型人造红细胞来讲,在其表面设计具有特殊转运功能的蛋白和钠泵等是相当困难的,物质的内外传递只能借助其表面的三维结构。以磷脂为主要壳材的脂质体纳米微囊型血代品尽管具有较高的载氧性,但是磷脂双层膜结构致密,通透性差,整个体系很难和外界如血浆里的物质进行交换。采用复乳法制备的聚合物纳米微囊型血代品通常为核-壳式结构,其表面呈现多孔的三维结构。一方面,小分子物质可以通过微囊表面的孔扩散进出微囊[2];另一方面,对内部包埋的大分子血红蛋白进行有效的截留,防止其渗漏出来,造成血管收缩、肾脏毒性等副作用。因此,在构建纳米微囊型人造红细胞时,表面的多孔性、半透性结构的设计尤为关键。

复乳法是制备水溶性蛋白、多肽类药物微囊常用的方法。通常微囊表面的这种多孔结构主要受制备工艺条件控制[3]。也就是说,物质传递行为、微囊表面多孔结构和制备工艺条件密切相关。因此,可通过设计和优化微囊制备过程的工艺条件来调控纳米微囊型血液代用品内外物质的传递行为和传递速率。关于药物从微胶囊和纳米微囊中的释放行为的研究报道比较多[4-7],然而对于制备工艺条件对纳米微囊的多孔结构影响的研究很少,而对于纳米微囊型血代品的内外物质传递行为的研究,目前国内外尚无相关报道。

本研究通过优化工艺条件制备得到可生物降解聚合物包埋的血红蛋白纳米微囊,粒径大小均匀、具有较高的包封率。因此本章在此基础上考察了几个主要的制备工艺条件：油相中有机溶剂配方；内水相血红蛋白的浓度；壳材 PLA-PEG 的浓度、PEG 的链长、PEG 的含量；溶剂挥发时间、溶剂挥发时搅拌转速和分散相体积对纳米微囊多孔性的影响。由于纳米尺度微囊表面的孔非常小，很难通过常用的测试手段，如电镜等进行直接观察。因此，建立一种有效地考察纳米微囊表面孔大小的方法至关重要。截留分子量（MWCO）是在膜技术领域用来表征膜截留分子大小的一个常用参数：大于 MWCO 的分子不能通过膜；小于 MWCO 的分子可以透过。本研究参考截留分子量的概念建立了一种新颖的无损检测方法，通过考察微囊膜 MWCO 的大小来评价微囊表面孔的大小。由于 PEG 具有一系列的分子量大小，优良的水溶性、电中性、无毒、易得等优点，实验选择了一系列不同分子量的 PEG 分子（PEG200、PEG400、PEG600）作为探针，与血红蛋白同时包埋于纳米微囊中，单一改变制备工艺条件（有机溶剂配方，血红蛋白浓度，壳材 PLA-PEG 浓度，PEG 链长，PEG 含量，有机溶剂挥发时间，有机溶剂挥发时搅拌转速或分散相体积）以考察对纳米微囊多孔性的影响。通过 PEG 分子的体外释放情况用来确定纳米微囊表面的 MWCO，从而得出不同的制备工艺条件对微囊表面孔大小的影响规律。此外，抗坏血酸和还原型谷胱甘肽是血浆中两种重要的高铁血红蛋白还原剂[8]，体外考察红细胞体系中的这两种小分子在所制备的纳米微囊内外的传递行为，为体内研究进行预筛选，同时也用来验证 PEG 作为探针分子的有效性。

3.1.1　PEG 探针分子（PEG200、PEG400、PEG600）标准曲线的建立

首先建立了一系列不同分子量 PEG 分子的标准曲线。结果如图 3.1 所示。经线性拟合，从图中可以看出，在实验范围内，吸光度和 PEG 的浓度呈线性关系，且关系良好，拟合方程式为：

$$PEG200: Y = -0.00653 + 0.02026X \ (R^2 = 0.9994)$$
$$PEG400: Y = 0.00123 + 0.02597X \ (R^2 = 0.9996)$$
$$PEG600: Y = 0.0445 + 0.03256X \ (R^2 = 0.9992)$$

3.1.2　油相中有机溶剂种类及配比对纳米微囊多孔性的影响

不同的有机溶剂在外水相中有不同的扩散速率，从而对溶剂的挥发和微囊表面的三维结构有着重要的影响。实验以二氯甲烷（dichloromethane，DCM）为油相，并向其中混合具有良好溶解性的乙酸乙酯（ethyl acetate，EA）或丙酮（acetone，Ace），研究了 EA 和 Ace 的加入量对 PEG 释放行为的影响。保持微囊的大小不变，使用不同的溶剂配方时，不同分子量 PEG 的释放实验结果如图 3.2 所示。

从图 3.2 中可看出，PEG 的释放曲线呈现"双相性"模式，开始阶段的快速释放和后期的缓慢持续释放。当只采用二氯甲烷为有机溶剂时，PEG200 分子的扩散相当快，PEG400 有所下降，而 PEG600 的释放主要发生在最初的 25 h 内，之后

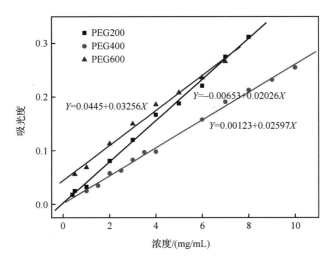

图 3.1　PEG200、PEG400、PEG600 的标准曲线

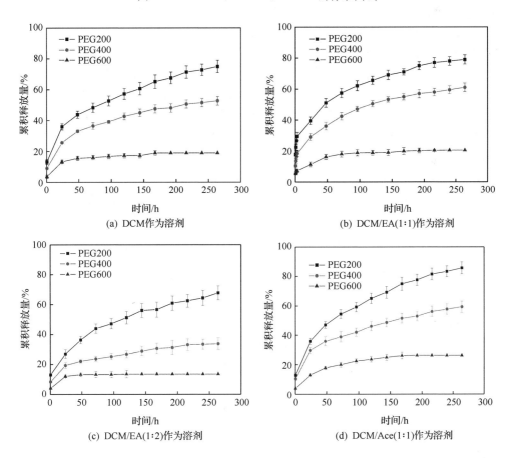

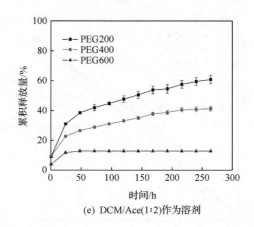

(e) DCM/Ace(1:2)作为溶剂

图 3.2　有机溶剂种类及配比对 PEG 释放速率的影响

则以极其缓慢的速率释放。也就是说,此时微囊的 MWCO 主要为 400～600。乙酸乙酯的加入对 PEG 的释放速率产生了一定的影响。当乙酸乙酯与二氯甲烷的比例为 1:1 时,PEG200 和 PEG400 的释放速率有所加快,微囊表面的孔有变大的趋势,但 PEG600 的释放速率仍旧很慢,此时微囊的 MWCO 还是介于 400～600。当进一步增加乙酸乙酯与二氯甲烷的比例为 2:1 时,PEG200、PEG400 分子的扩散速率明显下降。也就意味着,微囊表面的孔变小,此时微囊的 MWCO 下降为 200～400。由此可见,随着乙酸乙酯量的增大,微囊表面的孔先增大后减小。

　　丙酮的加入同样影响着微囊表面孔的大小分布。与单纯使用二氯甲烷时 PEG 的释放相比,当丙酮与二氯甲烷的比例为 1:1 时,PEG200 和 PEG400 的扩散速率变化不大,而 PEG600 的释放有所增加,也就是说,丙酮加入后产生了少量大于 600 的孔,使得孔径分布变宽。但继续增加丙酮量(丙酮与二氯甲烷比例为 2:1),不同分子量 PEG 的释放速率与对照组未加丙酮时几乎完全相同。由此可见,微囊表面的孔随着丙酮量的增加先略微增大后又减少。

　　有机溶剂的扩散与挥发是影响微囊形成速率和表面结构的重要因素。而有机溶剂的扩散与其在水中的溶解度密切相关。与二氯甲烷相比,乙酸乙酯和丙酮与水具有较好的相溶性,在水中有一定的溶解度。加入乙酸乙酯和丙酮后,有机溶剂向外水相的扩散速率将加快,因而使得微囊表面的孔径有所增大[9]。但当乙酸乙酯和丙酮的量过大时,微囊表面固化的速度过快,表面变得无序使得有效孔径变小。由此可见,当乙酸乙酯和丙酮加入后,微囊表面的孔径均是先增大再减小。

3.1.3　内水相中血红蛋白浓度对纳米微囊多孔性的影响

　　考察了内水相血红蛋白含量对 PEG 释放速率的影响,如图 3.3 所示。随着血红蛋白含量由 100 mg/mL 升高到 300 mg/mL,PEG 的释放速率逐步减慢。当血红蛋白含量继续增加到 400 mg/mL 时,PEG 分子释放速率突然变大。所有微囊的 MWCO 介于 400~600。也就是说,增加包埋在微囊中的血红蛋白含量有利于在微囊表面产生较小的孔,但是当蛋白含量高于 300 mg/mL 时,却在微囊表面产生了相对较大的孔。分析原因,在同样大小粒径的情况下,较高的蛋白含量有助于形成较均匀的微囊基质和较致密的内部结构,即有效孔径变小,这与 Gorner 等[10] 的研究结果相一致。但是当内水相中的血红蛋白浓度过高,会导致内外水相间产生一个较大的渗透压差,驱使包埋在内部的血红蛋白渗透到外水相中,在聚合物壳材中形成较大的孔径。

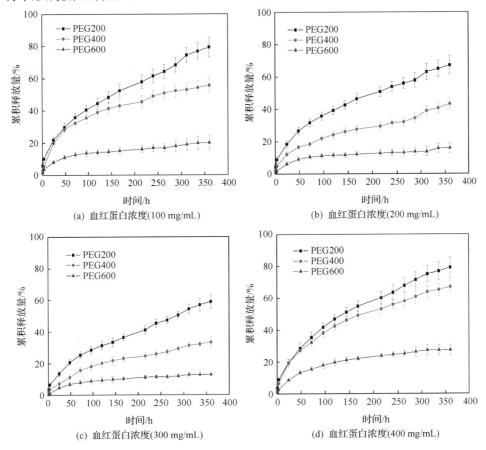

图 3.3 血红蛋白浓度对 PEG 释放速率的影响

3.1.4 油相中聚合物壳材(种类、浓度)对纳米微囊多孔性的影响

1. 壳材 PLA-PEG 共聚物中 PEG 链长和 PEG 含量的影响

聚合物壳材是影响微囊表面三维结构的重要因素[11,12]。实验考察了 PLA 及

PLA-PEG 共聚物对 PEG 探针分子释放速率的影响。第一组实验为了考察不同
PEG 链长对微囊表面多孔性的影响,选择了四种聚合物壳材:PLA、PLA-
PEG0.5k(10%)、PLA-PEG2k(10%)和 PLA-PEG5k(10%),含有相同的 PEG 含
量(10%)和不同的 PEG 链长(0.5k、2k 和 5k),结果如图 3.4 所示。第二组实验为
了考察不同的 PEG 含量对微囊表面多孔性的影响,比较了四种壳材:PLA、PLA-
PEG5k(5%)、PLA-PEG5k(10%)和 PLA-PEG5k(30%),含有相同的 PEG 链长
(5k)和不同的 PEG 含量(5%,10% 和 30%),结果如图 3.5 所示。

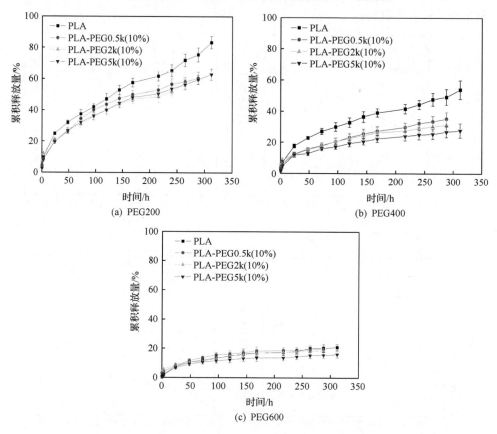

图 3.4　聚合物壳材中 PEG 链长对 PEG 释放速率的影响

　　从图 3.4 的释放曲线中可以看出,壳材 PLA 上引入 PEG 链段后,微囊中探针
分子的释放速率均有所下降。然而改变 PEG 链段的长度(0.5k、2k 和 5k)对 PEG
探针的释放速率并没有多大影响,此时所有微囊的 MWCO 大小介于 400~600 之
间。从图 3.5 的释放曲线中可以明显看出,改变共聚物中 PEG 的含量(5%、10%
和 30%)对 PEG 探针的释放速率产生显著的影响。当 PEG 的含量由 5% 升高到
10%,比较图 3.5(b)和图 3.5(c),微囊的 MWCO 由 400~600 降为 200~400。继

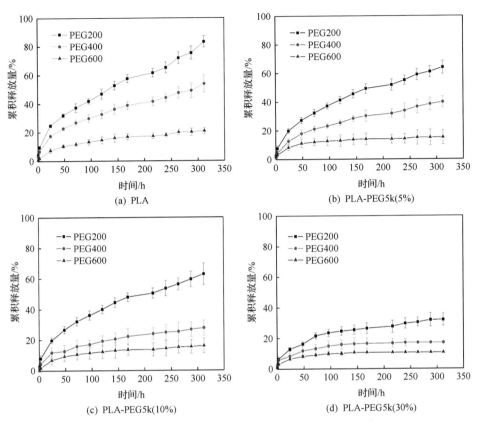

图 3.5　聚合物壳材中 PEG 含量对 PEG 释放速率的影响

续增加 PEG 含量到 30%,从图 3.5(d)可以看出,PEG200 几乎都不能透过微囊,即此时 MWCO 低于 200。

由此可见,PEG 化的聚合物壳材中 PEG 的含量对微囊表面的多孔性有显著的影响。大量的文献报道了壳材的 PEG 化对药物/蛋白释放行为的影响。Park 等[11]和 Matsumoto 等[12]报道,当在聚乳酸微粒表面引入 PEG 链后,导致聚合物降解速率加快,从而使微囊内外的物质传递速率加快。这与本研究结果似乎有些矛盾。可能的原因为,在本研究体系中,纳米微囊表面的多孔结构对物质传递行为起决定性作用。物质的传递是受由内而外的扩散控制,而不是通过聚合物的降解释放出来。

如前所述,纳米微囊的形成是通过溶剂的快速扩散和随之的聚合物固化沉积。因为复乳法制备的纳米微囊为核-壳式结构,PEG 链绝大部分从微囊表面伸向外部水环境中,受热力学、流体力学等因素综合控制[13]。因为制备的微囊粒径大小差不多,因此微囊外表面三维结构的不同主要取决于 PEG 在微囊表面的密度高低。高的 PEG 表面密度改变了囊壁的物理化学性质,在微囊表面形成致密的保护层,降低了微囊表面的有效孔径大小,增大了传质阻力。

2. 聚合物壳材浓度的影响

以 PLA 为壳材,考察壳材浓度(2.5%、5% 和 7.5%)对 PEG 探针分子释放的影响,结果见图 3.6。随着壳材浓度的升高,PEG200、PEG400、PEG600 的释放速率均变慢,微囊的 MWCO 介于 400～600 之间,微囊的有效孔径变小。随着壳材浓度的升高,微囊壁变厚、更致密,从而孔径变小,增加了小分子传质的阻力。另一方面,在壳材沉积、微囊固化过程中油相中较高的聚合物浓度阻碍了水分子从外水相向内水相的迁移,导致微囊固化后其中的孔道数量减少、孔径变小。当壳材浓度高于 7.5% 时,油相较高的黏度使得分散乳化困难,因此针对本体系,聚合物壳材浓度不宜超过 7.5%。

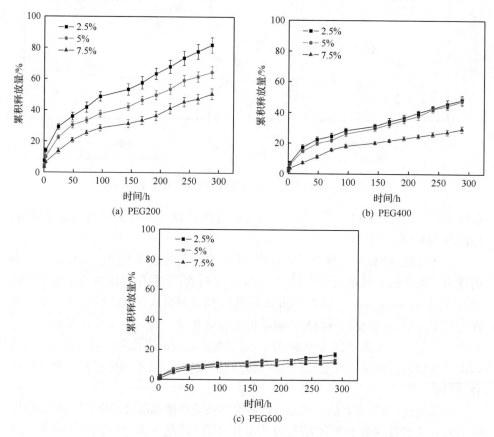

图 3.6　聚合物壳材的浓度对 PEG 释放速率的影响

3.1.5　溶剂挥发时间对纳米微囊多孔性的影响

溶剂挥发过程是影响微囊表面三维结构的重要因素之一。实验过程发现,为了确保挥发完全,溶剂挥发时间至少为 2 h。本实验进一步考察了溶剂挥发时间为 2 h 和 4 h 制备的微囊表面微结构的变化规律,结果如表 3.1 所示。

表 3.1　溶剂挥发时间对 PEG 释放速率的影响

时间 /h	2 h,累积释放量/%			4 h,累积释放量/%		
	PEG200	PEG400	PEG600	PEG200	PEG400	PEG600
0.5	5.7±1.0	2.7±0.8	0.2±0.6	12.7±2.0	10.4±2.8	5.3±2.5
3	10.8±1.8	3.8±1.5	0.6±0.8	17.4±2.6	13.6±3.0	6.0±2.3
24	19.6±2.0	4.5±1.8	3.5±1.0	21.5±3.0	16.5±3.2	7.2±2.8
48	27.0±2.6	6.9±2.0	5.5±1.1	24.4±3.4	18.4±2.5	7.5±3.0
72	32.0±2.5	8.4±2.2	6.2±1.5	34.5±4.0	29.0±2.6	11.3±3.5
96	36.5±2.8	9.7±2.5	6.8±1.6	41.1±4.2	36.1±2.8	16.2±3.2
120	41.6±3.0	11.1±2.4	7.0±1.9	47.4±4.0	42.5±3.5	18.0±2.8
144	48.4±3.2	11.9±1.7	7.5±2.0	52.1±3.5	47.2±3.8	18.8±2.5
168	52.5±2.6	13.2±2.0	8.2±1.5	55.6±4.5	50.5±4.0	18.9±2.6
192	56.2±3.0	13.7±1.7	8.7±1.9	59.1±4.5	53.3±4.0	20.0±4.0

溶剂挥发 2 h 所制备的纳米微囊,PEG200 在微囊表面进出自由,但 PEG400 和 PEG600 分子在微囊表面除了初始阶段的释放外,之后便释放很少。微囊的 MWCO 介于 200～400 之间。当溶剂挥发时间延长至 4 h 形成的微囊,PEG200 和 PEG400 在微囊表面扩散较快,但对 PEG600 具有较好的截留。也就是说,此时微囊的 MWCO 主要介于 400～600 之间。

由此可见,随着溶剂挥发时间的延长,微囊表面的孔径变大。分析原因可能为,在制备过程中,溶剂分子迅速扩散固化成囊后在较短的时间内,聚合物分子处于热力学不稳定状态,分子运动速度快,无序度较高,微囊表面形成的结构比较致密,孔径较小。随着时间的延长,聚合物分子发生重排,孔道之间进行重组,孔径逐步变大。

3.1.6　溶剂挥发搅拌转速对纳米微囊多孔性的影响

有研究显示,溶剂挥发过程中选用不同的搅拌方式对制备的微囊药物释放行为有明显的影响。以此推断,溶剂挥发过程中的搅拌转速也可能会影响着溶剂挥发的快慢,从而影响微囊的多孔结构。基于这种设想,本实验采用磁力搅拌法,定量考察了两种搅拌转速,低搅拌转速(500 r/min)和高搅拌转速(700 r/min)制备的微囊中 PEG 的扩散情况。结果如表 3.2 所示。从表中可以看出,当搅拌速率为 500 r/min 时,PEG200 可以自由进出微囊,PEG400 的扩散速率较慢,PEG600 几乎无任何释放。也就是说,此时微囊的 MWCO 基本介于 200~400。当搅拌速度加快后(700 r/min),PEG400 的释放速率明显加快,PEG600 也有少量释放。由此可见,随着搅拌速率的加快,微囊表面的孔径加大。分析原因:在溶剂挥发固化成球过程中,机械搅拌给微囊悬浮液提供直接的能量和强化传质,促使溶剂挥发;搅拌速率越大,溶剂挥发速率越快,微囊固化速度加快,导致形成的微囊中孔隙率变大、孔径变大。

表 3.2　溶剂挥发时搅拌转速对 PEG 释放速率的影响

时间	500 r/min,累积释放量/%			700 r/min,累积释放量/%		
/h	PEG200	PEG400	PEG600	PEG200	PEG400	PEG600
0.5	7.4±0.7	2.3±0.5	0.4±0.1	12.7±2.0	10.4±2.8	5.3±2.5
3	12.4±1.5	3.5±1.6	0.5±0.2	17.4±2.6	13.6±3.0	6.0±2.3
24	21.5±2.1	5.4±1.3	0.7±0.0	21.5±3.0	16.5±3.2	7.2±2.8
48	28.8±2.3	7.8±0.7	0.9±0.3	24.4±3.4	18.4±2.5	7.5±3.0
72	34.7±2.5	9.4±0.6	0.9±0.0	34.5±4.0	29.0±2.6	11.3±3.5
96	39.3±2.4	10.7±0.8	0.9±0.0	41.1±4.2	36.1±2.8	16.2±3.2
120	43.3±2.8	12.3±1.9	0.9±0.0	47.4±4.0	42.5±3.5	18.0±2.8
144	47.2±3.1	13.7±2.0	0.9±0.0	52.1±3.5	47.2±3.8	18.8±2.5
168	49.9±2.4	15.0±1.8	0.9±0.0	55.6±4.5	50.5±4.0	18.9±2.6
192	53.1±3.2	15.4±2.1	0.9±0.0	59.1±4.5	53.3±4.0	20.0±4.0

3.1.7　分散相体积对纳米微囊多孔性的影响

分散相体积是影响油相中有机溶剂扩散的又一个重要因素,从而影响着微囊的形成速度和表面的三维结构。前述实验结果表明,分散相体积过小,制备的微囊不稳定。此外,当分散相体积超过 300 mL 时,微囊无法收集到。因此,本实验选取分散相的体积为 150 mL 和 250 mL。分别将 PEG200、PEG400 和 PEG600 包埋于微囊中,研究不同的分散相体积对不同分子量 PEG 扩散速率的影响。结果如表 3.3 所示。

表 3.3 分散相体积对 PEG 释放速率的影响

时间 /h	150 mL,累积释放量/%			250 mL,累积释放量/%		
	PEG200	PEG400	PEG600	PEG200	PEG400	PEG600
0.5	12.7±2.0	10.4±2.8	5.3±2.5	21.3±2.4	15.4±2.5	9.9±1.2
3	17.4±2.6	13.6±3.0	6.0±2.3	30.4±3.1	21.4±2.6	9.2±1.7
24	21.5±3.0	16.5±3.2	7.2±2.8	49.5±3.8	42.0±3.1	14.3±2.5
48	24.4±3.4	18.4±2.5	7.5±3.0	56.1±3.2	49.1±2.5	19.2±1.9
72	34.5±4.0	29.0±2.6	11.3±3.5	62.4±4.3	55.5±3.8	20.9±2.6
96	41.1±4.2	36.1±2.8	16.2±3.2	70.1±4.1	60.2±3.7	25.8±2.3
120	47.4±4.0	42.5±3.5	18.0±2.8	78.6±3.6	63.5±3.1	28.8±2.4
144	52.1±3.5	47.2±3.8	18.8±2.5	84.1±3.0	71.3±2.8	30.0±1.8
168	55.6±4.5	50.5±4.0	18.9±2.5	89.2±4.2	78.6±3.1	31.6±2.3
192	59.1±4.5	53.3±4.0	20.0±4.0	93.4±4.0	79.8±2.9	32.8±1.8

由表中可以看出,当分散相体积为 150 mL 时,PEG200 释放较快,PEG400 分子也有一定的释放,但 PEG600 除了初期的"突释"外,释放量几乎保持不变。也就是说,此时,微囊的 MWCO 介于 400～600。而当分散相的体积为 250 mL 时,无论是 PEG200、PEG400 还是 PEG600,扩散速率迅速增大,此时微囊的 MWCO 分为两部分:400～600 和 600 以上。也就是说,分散相体积的增加有助于增大微囊表面的孔径。因为分散相体积越大,溶剂由油相扩散到分散相的速率越快,形成的孔也就越大。实验中观察当分散相体积为 250 mL 时,随着释放时间的延长,释放介质液颜色变红,判断可能为血红蛋白从内水相中渗漏出来,这对于作为血代品来讲是非常不利的。

3.1.8 纳米微囊内外抗坏血酸和还原型谷胱甘肽的传质行为

本实验选择前述对微囊多孔性影响最为显著的聚合物壳材种类(PEG 含量)为研究体系,体外实验考察血浆中存在的高铁血红蛋白还原剂小分子(抗坏血酸和还原型谷胱甘肽)能否自由进出本体系制备的纳米微囊,同时也用以验证小分子 PEG 作为探针分子来评价微囊多孔性的有效性。采用四种不同的聚合物壳材制备纳米微囊:PLA、PLA-PEG5k(5%)、PLA-PEG5k(10%)和 PLA-PEG5k(30%),分别与抗坏血酸和还原型谷胱甘肽共培养,高铁血红蛋白含量随时间变化的曲线如图 3.7 和图 3.8 所示,以聚合物壳材 PLA-PEG5k(30%)制备的纳米微囊中高铁血红蛋白(未与抗坏血酸或还原型谷胱甘肽共培养)的含量作为对照组。从图 3.7 中可以看出,在最初的几个小时里,抗坏血酸具有快速有效地还原微囊内高铁血红蛋白的特点。这表明抗坏血酸能够自由通过这四种聚合物微囊,释放速率随着聚合物壳材中 PEG 含量的升高而降低。图 3.8 显示,还原型谷胱甘肽还原高铁血红蛋白的速度较缓慢,但能够较长时间地抑制高铁血红蛋白含量的升高。还原型谷胱甘肽难以通过 PEG 含量为 30％的微囊。本研究中的两种小分子物质的传递行为与图 3.5 中的实验结果基本一致,验证了前述使用 PEG 探针分子考察聚合物壳材(PEG 含量)对微囊多孔性影响的有效性。因为抗坏血酸的分子量为 176.1,与 PEG200 相近,而还原型谷胱甘肽为 307.3,介于 PEG200 和 PEG400 之间,因此抗坏血酸能够自由地穿过 PEG 含量为 5％～30％的微囊,而还原型谷胱甘肽不能透过 PEG 含量为 30％的微囊。红细胞体系中所必需的小分子物质中分子量最大的就是还原型谷胱甘肽。也就是说,微囊中 PEG 含量介于 10％～30％时能够保证体系中的各种小分子的有效传递。

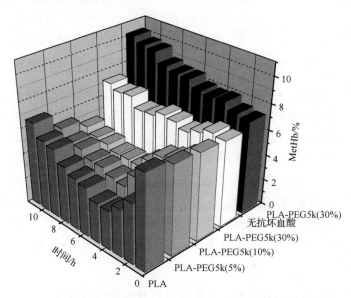

图 3.7　聚合物壳材中 PEG 含量对抗坏血酸传质行为的影响

　　综上所述,通过改变复乳法制备工艺条件,可制备得到血红蛋白基纳米微囊的 MWCO 介于 200～600。天然红细胞体系中生命所必需的小分子中,还原型谷胱甘肽的分子量最大,为 307。也就是说,从实际应用的角度考虑,制备的纳米微囊型血代品的表面孔径只要大到还原型谷胱甘肽可以通过,就能够满足生命所需的小分子自由进出。本研究的结果显示采用以下的工艺条件:油相中的有机溶剂为 DCM、DCM/EA(1∶1)或 DCM/ACE(1∶1);溶剂挥发时间为 4 h;溶剂挥发时的搅拌转速为 700 r/min;内水相血红蛋白浓度为 100～400 mg/mL;聚合物壳材浓度为 2.5％～7.5％;聚合物壳材 PLA-PEG 中 PEG 含量不高于 10％,可调控血红蛋白基纳米微囊的 MWCO 介于 400～600,具备像天然红细胞膜一样的半透性:氧

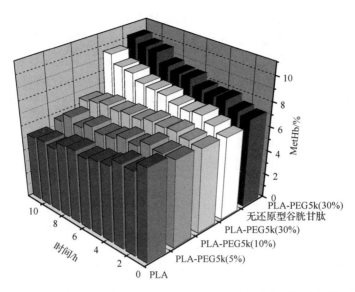

图 3.8　聚合物壳材中 PEG 含量对还原型谷胱甘肽传质行为的影响

气、二氧化碳、葡萄糖、高铁血红蛋白还原剂等小分子能自由通过,对血红蛋白等生物大分子有很好的截留效果。纳米微囊型血代品体系中各种物质的分子大小比较,如图 3.9 所示。

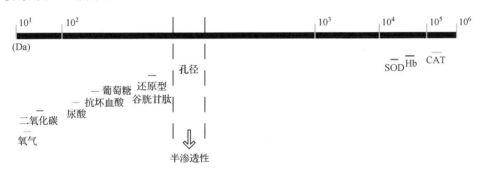

图 3.9　纳米微囊型血代品体系中生命所必需物质的分子大小比较

3.2　血液代用品的体外突释行为

目前,聚合物载药/蛋白体系成为各国医药领域的研究热点。药物从载药微囊(球)中的释放行为成为控释、缓释、靶向给药等治疗体系的核心[14-16]。然而,目前的文献报道,微/纳米载药系统存在前期释药量高,如 $10\% \sim 80\%$ 的突释现象[17,18],这不仅降低药物的长效作用,而且需要频繁注射给药,病人顺应性差,同时可能引发药物中毒,因此近年来开发长效制剂成为研究热点。对于聚合物载血红蛋白微囊型血代品,由于工艺的相似性和蛋白的高水溶性,在前期预实验中也观察到血红蛋白的突释现象。释放出来的游离血红蛋白如果进入血浆,极易捕获血管中的松弛因子(NO),诱发血管收缩,血压升高。同时脱离红细胞膜的保护,血红蛋白易由四聚体结构解离成二聚体,从肾脏滤过,导致严重的肾毒性。已有诸多报道显示,血压升高、肺部及全身性的血管收缩、发病率及死亡率提高都和输入人工血代品后引起的游离血红蛋白浓度升高密切相关[19-21]。因此为实现长效载氧及降低体内潜在的毒副作用,控制聚合物微囊型血代品中血红蛋白的突释现象具有极为重要的意义。

　　本研究组采用改性五步复乳化法制备的载牛血红蛋白纳米微囊型血代品(hemoglobin-loaded nanoparticle,HbP),解决了小粒径和高包封率的矛盾,得到80%以上包封率、尺寸约200 nm的纳米微囊[22]。但是,由于纳米粒径的高比表面积及血红蛋白的水溶性,血红蛋白也存在前期突释现象。初步实验结果表明,24 h血红蛋白突释超过20%以上(图3.10)。众所周知,正常血浆内游离血红蛋白浓度较低,一般不超过50 mg/L,如果血浆内游离血红蛋白浓度达2.0 g/L,预示着血管内严重溶血。因此研究血红蛋白的突释行为,从而控制血红蛋白的突释现象成为聚合物微囊型血代品的极大挑战。

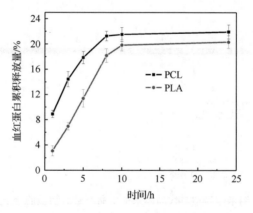

图3.10　PCL和PLA载血红蛋白微囊24 h释放行为

　　目前有大量的文献涉及载药微囊药物的释放行为。影响药物释放的因素复杂,如聚合物组成和分子量[23]、聚合物结晶性[24-26]、制备温度[27]、乳化剂[28]、内水相添加物[29-31]、载药量[32-34]等制备因素。其中能够降低突释效应的主要途径包括[35,36]:通过结构修饰改善蛋白性质,控制蛋白的迁移,降低微囊表面或近表面的蛋白积聚量;选择合适的载体材料、加入添加剂、改进制备工艺或控制微球粒径及载药量,使微球表面性质及微球结构发生变化,减少微球表面或内部孔道的形成,

阻缓蛋白向微球表面或近表面迁移等。但是对聚合物微囊型血代品中血红蛋白的
释放未见相关报道。为此,本研究考察了不同制备工艺参数如聚合物壳材、乳化剂
浓度、内水相体积、内水相与油相体积比、内水相添加物及有机溶剂脱除速率等工
艺参数对血红蛋白的释放的影响规律,为进一步设计更为理想的微囊型血代品提
供实验依据和指导,同时也可为其他载药体系提供借鉴。

通常认为药物/蛋白从微囊的释放过程主要包括:①吸附或以弱键结合在微囊
表面的药物溶解或解吸附而造成药物在初始阶段突然大量释放[37],即所谓的“突
释”现象。突释量与微囊表面以及近表面孔道中的药物比例有关[38]。②药物通过
微囊孔隙/洞扩散释放。③微囊聚合物骨架溶蚀降解致药物释放。前期突释效应
主要取决于前两个过程[39]。载血红蛋白纳米微囊血代品被设计成具有高包封率、
小粒径及连通的孔道结构,允许小分子如 O_2、CO_2、血浆中还原剂、葡萄糖及代谢
产物等顺利进出交换。但是,由于纳米尺寸的高比表面及连通的多孔结构,使突释
效应更明显。理论上分析,要降低微囊型血代品中血红蛋白的突释效应,一方面,
血红蛋白应集中于微囊中心,形成内核载药(core-loading);另一方面,微囊的孔
径/孔隙率应减小到能截留包封的血红蛋白,其结构类似于示意图 3.11。

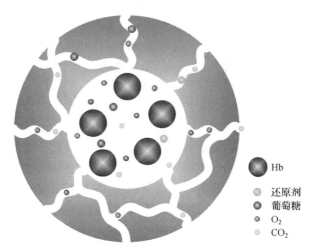

图 3.11 载血红蛋白微囊结构示意图

3.2.1 血红蛋白浓度标准曲线及标准曲线方程

对 523 nm 处吸光度-蛋白浓度数据进行线性拟合,得到标准曲线图
(图 3.12),将相应数据回归得回归方程[式(3.1)]。拟合的标准曲线方程在测量
范围内具有很好的相关性,相关系数 $R=0.99993$。

$$Y = -1.72177 \times 10^{-4} + 0.21102X \qquad (R = 0.99993) \qquad (3.1)$$

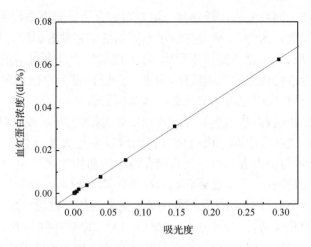

图 3.12　血红蛋白浓度-吸光度标准曲线

3.2.2　聚合物壳材的影响

1. 嵌段共聚物的影响

考察 PCL 及其一端嵌段 PEG 链段共聚物对血红蛋白释放的影响,结果见图 3.13。以 PCL 为壳材制备的微囊在 24 h 内血红蛋白释放约 21.9%,而嵌段 PEG 链段后,如 PEG6k (10%),PEG20k (10%) 和 PEG6k (30%),24 h 释放量分别为 23.2%、17.3%和 13.4%,突释降低,且突释率随 PEG 链段密度及 PEG 链长的增加而降低。PLA 两端嵌段 PEG 共聚物对蛋白的释放见图 3.14。图中释放曲线进一步说明嵌段 PEG 的共聚物对血红蛋白的突释有一定的抑制作用,如以 PLA 为壳材时血红蛋白释放约 20.3%,以 PEG-PLA-PEG (PEG5k,30%) 为壳材时约有 14.6%的血红蛋白释放出来。而 Zhang 等[40] 报道药物释放率随亲水性 PEG 链长增加而升高。Zhang 等[41] 发现药物释放速率随亲水链段密度增加而升高,研究结果与本研究获得的结果完全相反。分析可能的原因是包封的药物性质及制备方法不同所致。Zhang 等[40] 采用纳米沉积技术包埋疏水性药物,而本研究采用复乳化方法包埋亲水性蛋白,嵌段亲水性 PEG 的壳材形成微囊后,PEG 链段不仅在微囊表面起着类似“毛刷”的作用,改变了微囊壁的物理化学性质,形成较致密的表面,使血红蛋白扩散出去变得更困难。同时由于复乳化工艺内水相是亲水的血红蛋白,因此亲水性的 PEG 链段也有部分向内水相延伸,使内水相蛋白更集中于内核分布,由此增加蛋白向外释放的阻力[42]。

2. 聚合物浓度的影响

以 PCL 为壳材,改变壳材浓度,分别考察 2.5%、5%、7.5%及 10%不同浓度

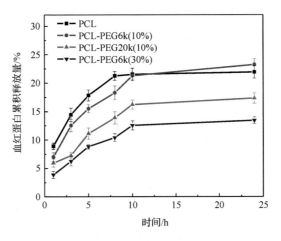

图 3.13　PCL 及其嵌段 PEG 共聚物对血红蛋白释放的影响

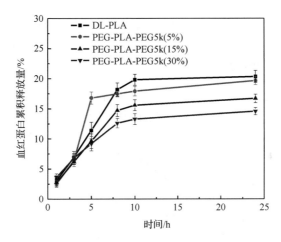

图 3.14　PLA 及其嵌段 PEG 共聚物对血红蛋白释放的影响

对血红蛋白释放的影响,结果见图 3.15。24 h 血红蛋白释放量分别为 40.4%、20.8%、16.4% 和 13.2%。随着壳材浓度的升高,微囊壁增厚,囊壁更致密,因而增加蛋白释放的阻力。另一方面,在壳材沉降、微囊固化期间油相中较高的聚合物浓度能够阻碍水分子从外水相向内水相的迁移,从而在聚合物壳材固化以后的微囊壁上所形成的水性孔隙和通道数量减少,微囊冻干复溶后蛋白通过囊壁孔隙的分散速率也随之减缓,结果导致蛋白释放降低[43]。也可以从另一方面来解释,在微囊固化时,血红蛋白向微囊表面迁移的阻力随着聚合物壳材浓度增加而增加,由此减少血红蛋白在微囊表面的富集量。这几种因素都能阻碍内水相血红蛋白的扩散和在微囊表面的富集,因此能够有效减弱微囊的突释效应。随着壳材浓度的增加,如到 10% 时,由于较高的油相黏度,使分散乳化困难。因此针对本体系,壳材浓度不宜超过 10%。为了更深入地研究制备因素与血红蛋白释放行为间的关系，以下研究中统一采用 PCL 为壳材，浓度固定为 5%。

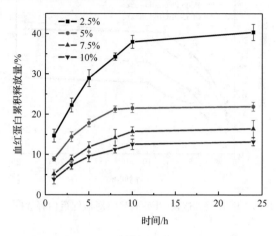

图 3.15　聚合物浓度对血红蛋白释放的影响

3.2.3　油相中乳化剂浓度

固定壳材为 PCL，浓度为 5%，改变油相中乳化剂（Span 80）浓度，其缓释曲线见图 3.16，表明乳化剂浓度降低，血红蛋白从微囊中释放阻力变大，释放量降低。如当乳化剂浓度为 8% 时，24 h 释放约 21.9%，而当乳化剂浓度降为 1% 时，蛋白释放仅 3.6%。乳化剂浓度对释放有着非常显著的影响。原因分析是随乳化剂浓度增加，大大降低油/水界面张力，乳化更容易，乳滴更稳定，获得的微囊粒径小，粒径减小直接增大蛋白释放的比表面积。反之，乳化剂浓度低，获得的乳液不稳定，微囊易团聚，使粒径增大。粒径大的微囊蛋白释放的比表面积小。为此，采用激光粒度分析仪分析上述不同乳化剂浓度制备的微囊粒径及粒径分布指数。1%、4% 和 8% 乳化剂浓度形成的微囊平均粒径及粒径分布指数分别为 493.7 nm/0.532、334.1 nm/0.206 和 287.6 nm/0.178。由此可见，相对低浓度乳化剂形成的微囊，乳化剂浓度越高，粒径和粒径分布指数越小；微囊粒径的减小大大增加蛋白释放的比表面积，促进血红蛋白的突释效应。由此可知，微囊粒径直接影响蛋白释放的比表面积，这也是多数纳米载药微囊突释效应显著的原因之一。从本研究角度出发，油相中乳化剂在保证粒径要求的前提下，尽量降低其用量。

3.2.4　内水相添加物对血红蛋白突释行为的影响

1. PVA 的影响

复乳化工艺中，在内水相中加入一定的添加物能够改变内水相的黏度、渗透压

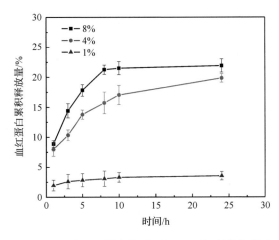

图 3.16　油相中乳化剂浓度对血红蛋白释放的影响

以及内水相的稳定性,从而改变蛋白/药物的初期扩散情况,最终对药物的内部分布和释放产生影响[44,45]。如 PVA 加入到内水相与药物一同包埋,能显著降低药物的突释效应[46]。目前对包血红蛋白的体系未见相关报道。为此实验考察了不同浓度 PVA 对微囊的释放影响,结果见图 3.17。加入 PVA 组的微囊均比对照组(内水相无添加物)释放量要低。如 PVA 浓度为 0.05％ 和 0.5％时,24 h 释放量小于 15％,而对照组蛋白释放为 21.9％。当 PVA 浓度为 1％时,释放量低于10％。当 PVA 浓度为 3％时,蛋白释放约 5％。内水相加入 PVA 后一方面能增加内水相的黏度,血红蛋白分子向外水相扩散过程受阻,从而降低了内水相蛋白在微囊表面富集的倾向。另一方面,PVA 具有一定的表面活性剂的功能,在油/内水相界面上优先形成一层界面膜,使蛋白更易形成内核分布,增加蛋白向外释放的阻力[47-50],这两个因素均可降低蛋白的突释效应。实验过程发现,当 PVA 浓度超过3％时,由于黏度大,直接影响血红蛋白的溶解,因此较高浓度的 PVA 添加到内水相不宜采用。

2. PEG 系列分子的影响

固定浓度为 0.1％,分别考察内水相添加 PEG 分子系列(PEG200、PEG400、PEG800 和 PEG1000)对血红蛋白释放行为的影响,结果见图 3.18,其释放结果与添加 PVA 相反,PEG 的加入均促进血红蛋白的释放。PEG400 释放最快,24 h 释放 53.7％。其次是 PEG200 的添加,然后随着 PEG 分子量的增加释放逐渐降低,如 PEG 分子量从 200、800 增加到 1000 时,24 h 释放分别为 31.9％、26％ 和23.8％,而对照组微囊释放约 21.9％。也有其他研究者发现内水相添加 PEG400促进药物的释放[51]。其可能的解释是 PEG 系列是水溶性小分子,在溶剂挥发、壳

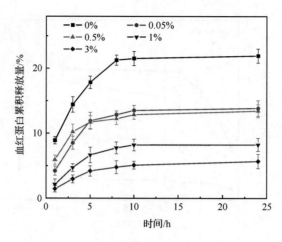

图 3.17　内水相添加不同浓度 PVA 对血红蛋白释放的影响

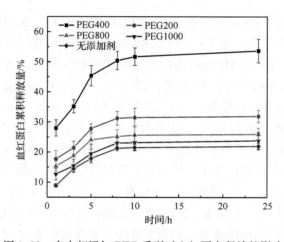

图 3.18　内水相添加 PEG 系列对血红蛋白释放的影响

材沉降致微囊固化过程中,水溶性小分子添加剂可随溶剂扩散、挥发的驱动力扩散到外水相,从而在壳材沉降过程留下水溶性通道。水溶性孔道越多,越有利于蛋白向外释放。

3. PVA、PEG 和 Poloxamer188 加入到内水相的影响

为进一步考察内水相添加物对血红蛋白释放的影响规律,固定添加物浓度(0.2%),分别考察 PEG200、PVA 和 Poloxamer188 分别加入到内水相后的释放曲线,见图 3.19。0.2%浓度的 PEG200 仍显示促进血红蛋白释放,约有 38.4%的血红蛋白释放出来,比对照组(21.9%)提高 16.5%,突释效应明显。而 PVA 和 Poloxamer188 均降低微囊释放,24 h 分别释放 13.0% 和 5.1%。Poloxamer188

和 PVA 均是分子量大的具有两亲性的表面活性剂,相对分子量小的 PEG200,倾向在水/油界面排列成一层界面膜,使蛋白倾向向微囊内核分布,降低血红蛋白的释放[52,53]。此结果进一步证明图 5.8 中出现的规律,说明内水相添加分子量大的具有表面活性功能的物质如 PVA 和 Poloxamer188 均能显著降低纳米微囊的突释效应。

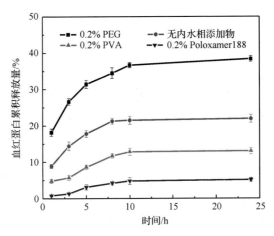

图 3.19　内水相添加 0.2% 的 PEG200、PVA 和 Poloxamer188 对血红蛋白的释放影响

3.2.5　油相与内水相体积比对突释效应的影响

在保持内水相体积不变(0.5 mL)的情况下,实验考察油相与内水相体积比(5∶1、10∶1、20∶1 和 30∶1)对微囊突释效应的影响,24 h 释放曲线如图 3.20 所示,分别为 33.6%、21.9%、16.0% 和 10.2%。随着油相体积的增加,突释量逐步

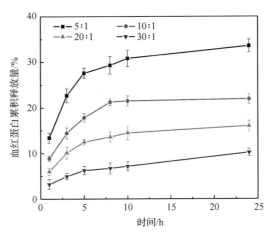

图 3.20　油相与内水相体积比对微囊释放的影响

减少。当油相和内水相体积比增加到(30∶1)时,微囊的突释量仅为体积比(5∶1)时的三分之一左右。从理论上分析,油相体积直接影响微囊囊壁的厚度和有机溶剂的扩散-挥发速率。在内水相体积保持不变的情况下,油相体积的增加意味着油相黏度增大,溶剂扩散速率降低,形成的微囊壁增厚,微囊表面的孔径减小,从而降低蛋白的突释效应。当油相与内水相体积比超过 30∶1 时,在初乳阶段超声分散困难,乳液不稳定。

3.2.6　内水相体积对突释效应的影响

在保持内水相血红蛋白浓度不变(150 mg/mL)的情况下,实验考察内水相体积的影响。从图 3.21 结果可看出,内水相体积对血红蛋白释放曲线有较明显的作用。内水相体积为 0.5 mL,24 h 释放约 21.9%。当增加到 1.0 mL、2.0 mL 时,释放降低,分别为 10.9%和 8.3%,但当内水相体积继续提高到 3 mL 时,突释增加,24 h 蛋白释放达 26.4%。而内水相体积降到 0.25 mL 时,相对 0.5 mL 体积,血红蛋白释放降低(约 16.5%)。内水相体积从 0.25 mL 开始增加,血红蛋白释放出现先增加后降低,但到 3 mL 时,释放又增加。内水相体积直接影响微囊的包封率和粒径,从而对血红蛋白的释放产生影响。为此,分别测定内水相体积为 0.25 mL、0.50 mL、1.0 mL、2.0 mL 和 3.0 mL 制备的微囊的包封率和粒径,见表 3.4。当内水相体积从 0.50 mL 增加到 1.0 mL、2.0 mL 时,微囊平均粒径增大,如从 238.6 nm 增加到 371.3 nm 和 465.2 nm,包封率略有降低,粒径的增大降低血红蛋白释放的比表面积。但当内水相体积进一步增加到 3.0 mL 时,尽管包封率降低、粒径增大,但实验观察到蛋白的突释效应最明显。分析原因是内水相体积增大到一定程度,影响了微囊的成囊过程,大量的血红蛋白由于包封不完全富集在

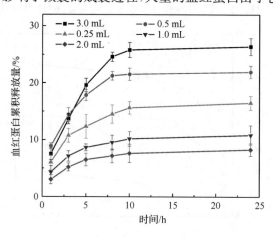

图 3.21　内水相体积对微囊释放的影响

微囊表面,使突释效应明显。而当内水相体积降低到 0.25 mL 时,相对 0.5 mL 释放没有增加却降低,原因是包封在微囊内的血红蛋白减少(包封率只有 42.6%)。因此,内水相体积对微囊释放的影响主要通过影响微囊的包封率和粒径,这二者相互作用决定最终的血红蛋白释放行为。

表 3.4　内水相体积对微囊包封率和平均粒径的影响

内水相体积/mL	包封率/%	平均粒径/nm
0.25	42.6	244.8
0.5	83.2	238.6
1.0	79.7	371.3
2.0	72.6	465.2
3.0	51.3	524.7

3.2.7　溶剂的影响

溶剂脱除、壳材沉降导致微囊固化,因此溶剂脱除方式和速率是影响微囊表面结构的重要因素。Sato 研究组[54]和 Yang 等[55]提出,溶剂挥发速率大,药物释放快。Luan 等[56]也发现较快的溶剂和非溶剂(水)的交换速率导致微囊孔隙率增加,促进药物突释效应。然而,Chung 等[57]和 Miyazaki 等[58]却报道提高溶剂挥发速率,药物释放降低。这些报道的互相矛盾的现象使我们有必要对溶剂的影响做进一步考察。在复乳化工艺中,溶剂脱除包括:首先从油/水界面中扩散至外水相,然后从水/空气界面挥发。我们的预实验发现溶剂的这两步脱除速率均对蛋白有影响,因此设计不同的实验来分别考察。

1. 溶剂扩散速率的影响

实验采用不同溶剂组成来设计不同的溶剂扩散速率,如二氯甲烷(DCM)、乙酸乙酯(EA)、丙酮(Ace)的不同组合:DCM、DCM/EA(1∶1,体积比)和 DCM/Ace(1∶1,体积比)。微囊在 24 h 的突释量分别为 26.3%、21.9% 和 4.8%(图 3.22),结果表明,随着溶剂溶解度的增加,如 EA 和 Ace 的加入,血红蛋白突释效应增强。

DCM 具有优异的溶解能力、较低的熔点(39.8℃)、易挥发脱除等优点,成为乳化工艺常规用溶剂。但 DCM 在水中的溶解度小(2.0%),其被水萃取、向外水相扩散的速率小,从而溶剂-非溶剂(水)的交换速率小,此时可以认为壳材的沉降处于一个相对温和的"静态"环境,在壳材沉降过程中进入微囊内部的水性通道减少,易形成较致密的微囊表面结构[56]。图 3.22 结果显示血红蛋白释放大大降低,24 h 释放不到 6%。而加入溶解度大的 EA(8.7%)和 Ace(完全水溶)后,溶剂-非

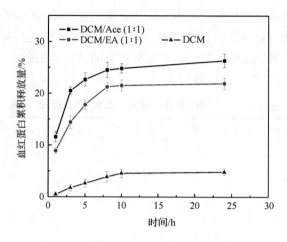

图 3.22　溶剂组成对血红蛋白释放的影响

溶剂的交换速率增大,使壳材沉降过程处于一个相对"扰动"的环境,由于此时溶剂的相对水溶性高,水分子易进入壳材间,微囊固化过程形成的水溶性通道增多,易得到表面疏松、孔径大的微囊,增加血红蛋白的突释效应。

2. 溶剂挥发速率的影响

固定溶剂组成 DCM/EA(1∶1,体积比),设计不同的溶剂挥发速率:①溶剂挥发时容器口覆盖膜(降低溶剂挥发速率);②覆盖的膜刺孔;③容器敞口自然挥发(对照组)。由图 3.23 可知,对照组血红蛋白在 24 h 释放约 21.9%,而溶剂挥发过程时容器口被膜覆盖后溶剂挥发速率大大降低,蛋白突释增强,①和②组蛋白分别释放 33.6% 和 24.7%。按照前面的推论,溶剂挥发速率受阻、挥发速率慢的如①组,血红蛋白应该释放慢,但结果却出乎我们的意料,比对照组释放快。溶剂的脱除首先从油相中被萃取/扩散出去,然后再从连续水相挥发致壳材沉降、微囊固化,因此微囊表面结构受这两个过程的相互作用。我们认为溶剂萃取/扩散对微囊的初始结构影响大,此时微囊处于不稳定状态,溶剂和水的交换速率决定其初始的表面结构,交换速率慢,倾向形成致密结构[56]。而之后的溶剂挥发速率对微囊进一步固化及整个微囊的结构有重要影响。萃取/扩散的溶剂在连续水相中停留时间长,延缓微囊的后期固化,并可能使形成的微囊结构进一步被溶剂溶蚀,易得到表面粗糙、多孔结构,增大蛋白的突释效应。由以上结果可推断,溶剂对微囊表面结构、药物释放包括两方面:溶剂的萃取/扩散速率及挥发速率。要获得相对致密的表面结构、降低突释效应,溶剂萃取-扩散速率应慢,而扩散到连续水相中的溶剂挥发速率应加快,尽量避免微囊在后期固化过程中受到溶剂的进一步影响。

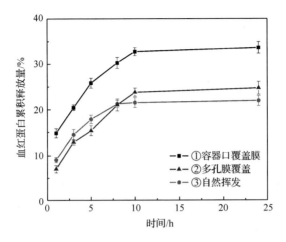

图 3.23　溶剂挥发速率对血红蛋白释放的影响

3. 连续相中 NaCl 浓度对释放的影响

为进一步探究溶剂的扩散/萃取和挥发速率对微囊的突释效应的影响,设计不同的扩散和挥发速率。首先,在连续水相中添加不同浓度(0%、0.3%、3%)的 NaCl,以改变溶剂的不同扩散/萃取速率,24 h 体外释放曲线见图 3.24。结果显示,24 h 内微囊分别释放 21.9%、15.1% 和 6.8%,提高连续水相盐浓度,降低了溶剂的溶解度,从而降低溶剂的扩散/萃取速率,易得到结构致密的微囊。另外,连续水相中加入盐,使微囊固化处于较高的渗透压环境,溶剂挥发过程水从微囊外部向内部迁移的程度就大大减小,聚合物固化以后所形成的水性通道的数量也相应减少,因此减少蛋白的释放通道。

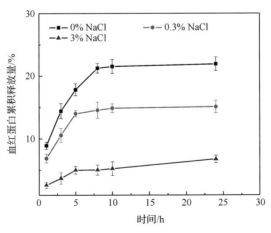

图 3.24　连续相中 NaCl 浓度对血红蛋白的影响

4. 溶剂挥发方式的影响

为充分理解溶剂挥发速率的影响,采用不同方式改变溶剂的挥发速率:改变温度(25℃/35℃)和压力(常压/低压,100 mmHg),蛋白释放结果见图 3.25。提高溶剂挥发温度,溶剂挥发速率加快,血红蛋白的突释效应减弱。如 25℃时,血红蛋白释放约 22%,提高到 35℃时,血红蛋白释放降到约 10.1%。而采用低压挥发时,血红蛋白释放最低,约 8.2%。提高挥发温度和降低挥发压力均提高溶剂挥发速率,实验结果是较高的溶剂挥发速率大大削弱血红蛋白的突释效应。此结果进一步验证前面的推测,即溶剂的后期挥发速率明显影响蛋白的释放速率。溶剂挥发速率快(如提高挥发温度和低压挥发),扩散/萃取在连续水相中的溶剂对微囊后期固化影响小,因此能得到结构相对致密的微囊。因为溶剂停留时间长,滞缓微囊固化,未完全包封的蛋白易向外扩散,使蛋白倾向富集于微囊表面。另一方面,溶剂的存在,使接近固化的微囊可能被存在的溶剂进一步溶蚀,增大微囊表面孔洞,导致突释效应明显。为考察溶剂滞留的影响,在溶剂挥发阶段,在新鲜制备的悬浮液中加入 20% 的溶剂(DCM/EA),使连续水相中溶剂达到过饱和,过多的溶剂滞留使微囊的后期固化受阻,甚至进一步溶噬微囊,易得到表面粗糙、多孔的微囊表面结构,理论上将促进蛋白突释效应。图 3.25 结果也证实这一点,24 h 血红蛋白释放达 42%,远高于溶剂挥发快的实验组。

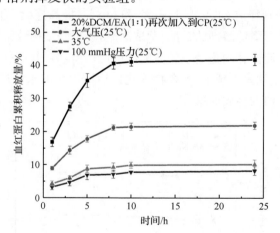

图 3.25　溶剂挥发方式对血红蛋白释放的影响

5. 连续水相体积的影响

连续水相体积能同时影响溶剂的扩散和挥发速率,实验考察不同的连续水相体积(0 mL、50 mL 和 600 mL)对微囊释放的影响,结果见图 3.26。600 mL、

50 mL 和 0 mL 连续相体积条件下制备的微囊 24 h 释放分别为 20.3%、10.6% 和 5.9%。降低连续相体积,溶剂的萃取/扩散速率慢,由于体积减少,溶剂从水相的挥发路径短,加快了溶剂的挥发速率,易得到结构致密的微囊表面结构,如 0 mL 连续相释放最低。另外,连续相体积减小,粒子不易分散,同时碰撞的概率增大,所得微囊粒径大,蛋白释放的比表面积减小,这也是微囊突释降低的另一个原因。增大连续相体积,溶剂挥发速率影响不大,但溶剂扩散速率提高,因此蛋白的突释效应明显,这一结果再次证实我们上面的推测:溶剂扩散速率慢及挥发速率快均能抑制微囊的突释现象。

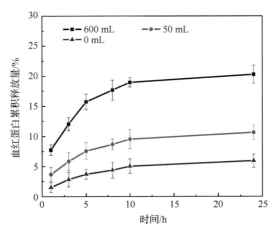

图 3.26　连续水相体积对血红蛋白释放的影响

　　总之,溶剂对微囊的释放有明显影响。然而大多数文献只考察溶剂的挥发速率的影响。在本实验中,发现溶剂脱除速率对纳米微囊中血红蛋白的释放影响包括溶剂扩散速率和挥发速率,这二者作用不同。为降低微囊型血代品中血红蛋白的突释效应,最初的溶剂扩散速率应慢,而之后的溶剂挥发速率应快。

3.3　小　　结

　　1)油相中有机溶剂的扩散、挥发直接决定着微囊表面的三维结构。改变有机溶剂的种类及配比对纳米微囊的多孔性有一定的影响,在二氯甲烷中引入乙酸乙酯或丙酮,随着乙酸乙酯或丙酮含量的增加,微囊的 MWCO 均呈现先增大后减小的趋势。

　　2)有机溶剂挥发时间和搅拌转速以及分散相的体积,控制着溶剂的扩散、挥发以及微囊的固化过程,从而影响微囊的多孔性。较长的溶剂挥发时间(4 h)、较高搅拌转速(700 r/min)和较大的分散相体积(250 mL)制备得到的纳米微囊的

MWCO 也较大。

3）内水相血红蛋白的含量对纳米微囊多孔性的影响复杂,随着血红蛋白浓度的升高,微囊的 MWCO 降低,当蛋白浓度超过 300 g/mL 时,微囊的 MWCO 又有增大的趋势。

4）聚合物壳材的种类及浓度对纳米微囊的多孔性有各不相同的影响。固定 PLA-PEG 共聚物中 PEG 的含量,改变 PEG 的链长时,微囊的 MWCO 没有明显的变化。然而,固定 PLA-PEG 共聚物中 PEG 的链长,改变 PEG 的含量,对微囊的 MWCO 产生了显著性的影响:PEG 含量由 5％升高到 10％,微囊的 MWCO 由 400～600 降为 200～400,继续升高 PEG 的含量到 30％,微囊的 MWCO 降到 200 以下。随着聚合物壳材浓度的升高,微囊的 MWCO 逐步降低,孔径变小。

5）高铁血红蛋白还原剂小分子抗坏血酸能自由通过 PEG 含量为 5％～30％ 的微囊,而还原型谷胱甘肽则不能通过 PEG 含量为 30％ 的微囊。这与 PEG 做探针分子得到的结果基本符合,验证了方法的有效性。

6）通过优化制备工艺参数,可调控纳米微囊的 MWCO 介于 400～600,使其具备类似天然红细胞膜的半透性:氧气、二氧化碳、葡萄糖、高铁血红蛋白还原剂等小分子能自由通过,对血红蛋白等生物大分子具有很好的截留效果。

7）嵌段共聚物相对无嵌段共聚物能显著降低纳米微囊内血红蛋白的突释效应,无论是对 PCL-PEG 两嵌段共聚物,还是 PEG-PLA-PEG 三嵌段共聚物均显示能降低血红蛋白的释放,且随着嵌段的 PEG 链长和密度的增加,这种对蛋白释放的抑制效应更明显。

8）聚合物壳材浓度对微囊的突释现象有较明显影响,随着浓度的增加,血红蛋白释放降低,如 2.5％ 浓度蛋白释放 40.4％,而 10％ 浓度时释放降为 13.2％,突释量降低了 27.2％。另外,油相中乳化剂浓度越高,形成的微囊粒径和粒径分布指数越小,微囊粒径的减小大大增加蛋白释放的比表面积,促进血红蛋白的突释效应。

9）内水相添加分子量大且具有表面活性的 PVA 和 Poloxamer188 均能有效降低微囊的突释效应,如添加浓度为 0.2％ 时,24 h 释放分别为 13.0％ 和 5.1％。而添加小分子 PEG 系列均促进微囊的突释现象,如添加 PEG200 约有 38.4％ 的血红蛋白释放出来,比对照组(21.9％)提高 16.5％,突释效应明显。

10）油相与内水相体积比对微囊释放有显著影响,油相体积增加,突释量逐步减少。当油相和内水相体积比增加到 30:1 时,所制得微囊的突释量仅为 5:1 比例的三分之一左右。内水相体积通过影响微囊的包封率和粒径而对释放产生影响。内水相体积从 0.25 mL 开始增加,微囊释放出现先增加后降低,但增加到 3 mL 时,由于大量的血红蛋白未包封而影响微囊的成囊过程,使血红蛋白的突释效应明显。

11) 油相中有机溶剂的脱除速率对微囊的突释影响复杂,包括从油相中扩散到外水相的扩散-萃取速率和之后的挥发速率。溶剂的扩散速率对微囊的初始结构产生影响,扩散速率越小,越有利于形成结构致密的微囊,降低突释效应。而溶剂的挥发速率对微囊的后期固化影响大,挥发越慢,使溶剂更长时间滞留在微囊固化体系,会进一步滞缓微囊的固化,促进蛋白的突释效应。

参 考 文 献

[1] Sivan S, Lotan N. Molecular engineering of proteins with predefined function. Part I: Design of a hemo-globin-based oxygen carrier. Biomol Eng, 2003, 20(3): 83-90

[2] Kidchob T, Kimura S, Imanishi Y. Degradation and release profile of microcapsules made of poly[L-lactic acid-*co*-L-lysine(Z)]. J Control Release, 1998, 54(3): 283-292

[3] Mao S, Xu J, Cai C, Germershaus O, Schaper A, Kissel T. Effect of WOW process parameters on morphol-ogy and burst release of FITC-dextran loaded PLGA microspheres. Int J Pharm, 2007, 334(1-2): 137-148

[4] Choi H S, Seo S A, Khang G, Rhee J M, Lee H B. Preparation and characterization of fentanyl-loaded PL-GA microspheres: *In vitro* release profiles. Int J Pharm, 2002, 234(1-2): 195-203

[5] Deng X, Zhou S, Li X, Zhao J, Yuan M. *In vitro* degradation and release profiles for poly-dl-lactide-poly (ethylene glycol) microspheres containing human serum albumin. J Control Release, 2001, 71(2): 165-173

[6] Lacoulonche F, Gamisans F, Chauvet A, Garcia M L, Espina M, Egea M A. Stability and *in vitro* drug re-lease of flurbiprofen-loaded poly-epsilon-caprolactone nanospheres. Drug Dev Ind Pharm, 1999, 25(9): 983-993

[7] Stevanovic M, Savic J, Jordovic B, Uskokovic D. Fabrication, *in vitro* degradation and the release behav-iours of poly(DL-lactide-*co*-glycolide) nanospheres containing ascorbic acid. Colloid Surface B, 2007, 59 (2): 215-223

[8] Dorman S C, Kenny C F, Miller L, Hirsch R E, Harrington J P. Role of redox potential of hemoglobin-based oxygen carriers on methemoglobin reduction by plasma components. Artif Cells Blood Substit Im-mobil Biotechnol, 2002, 30(1): 39-51

[9] Mandal T K. Effect of solvent on the characteristics of pentamidine loaded microcapsule. J Biomater Sci Polym Ed, 1999, 10(1): 1-17

[10] Gorner T, Gref R, Michenot D, Sommer F, Tran M N, Dellacherie E. Lidocaine-loaded biodegradable nanospheres. I. Optimization of the drug incorporation into the polymer matrix. J Control Release, 1999, 57(3): 259-268

[11] Park S J, Kim S H. Preparation and characterization of biodegradable poly(l-lactide)/poly(ethylene gly-col) microcapsules containing erythromycin by emulsion solvent evaporation technique. J Colloid Inter-face Sci, 2004, 271(2): 336-341

[12] Matsumoto J, Nakada Y, Sakurai K, Nakamura T, Takahashi Y. Preparation of nanoparticles consisted of poly(L-lactide)-poly(ethylene glycol)-poly(L-lactide) and their evaluation *in vitro*. Int J Pharm, 1999, 185(1): 93-101

[13] Caliceti P, Salmaso S, Elvassore N, Bertucco A. Effective protein release from PEG/PLA nano-particles produced by compressed gas anti-solvent precipitation techniques. J Control Release, 2004, 94(1): 195-205

［14］ Klose D,Siepmann F,Elkharraz K,Krenzlin S,Siepmann J. How porosity and size affect the drug release mechanisms from PLGA-based microparticles. Int J Pharm,2006,314:198-206

［15］ Cruz L,Soares L U,Costa T D,Mezzalira G,Silveira N P,Guterres S S,Pohlmann A R. Diffusion and mathematical modeling of release profile from nanocarriers. Int J Pharm,2006,313:198-205

［16］ Malarkey E B,Parpura V. Mechanisms of glutamate release from astrocytes. Neurochem Int,2008,52(1-2):142-154

［17］ Wang J,Wang B M,Schwendeman S P. Characterization of the initial burst release of a model peptide from poly(D,L-lactide-*co*-glycolide) microspheres. J Control Release,2002,82:289-307

［18］ Roy T,Paul S,Baral R N,Chattopadhyay U,Biswas R. Tumor associated release of interleukin-10 alters the prolactin receptor and down-regulates prolactin responsiveness of immature cortical thymocytes. J Neuroimmunol,2007,186(1-2):112-120

［19］ Reddy P L,Bowie L J,Jiang H S. Blood pressure changes after intravenous administration of cell-free Hemoglobin A and Hemoglobin H in the rat. Nitric Oxide,2000,4(2):139-146

［20］ Olson J S,Foley E W,Rogge C,Tsai A L,Doyle M P,Lemon D D. No scavenging and the hypertensive effect of hemoglobin-based blood substitutes. Free Radical Bio Med,2004,36(6):685-697

［21］ Gauthier I,Ding K,Winton T,Shepherd F A,Livingston R,Johnson D H,Rigas J R,Whitehead M,Graham B,Seymour L. Impact of hemoglobin levels on outcomes of adjuvant chemotherapy in resected non-small cell lung cancer: The JBR. 10 trial experience. Lung Cancer,2007,55(3):357-363

［22］ Zhao J,Liu C S,Yuan Y,Tao X Y,Shan X Q,Sheng Y,Wu F. Preparation of hemoglobin-loaded nano-sized particles with porous structure as oxygen carriers. Biomaterials,2007,28:1414-1422

［23］ Cui F,Shi K,Zhang L Q,Tao A J,Kawashima Y. Biodegradable nanoparticles loaded with insulin-phospholipid complex for oral delivery: Preparation,*in vitro* characterization and *in vivo* evaluation. J Control Release,2006,114:242-250

［24］ Shieh L,Tamada J,Tabata Y,Domb A,Langer R. Drug release from a new family of biodegradable polyanhydrides. J Control Release,1994,29(1-2):73-82

［25］ Breitenbach A,Mohr D,Kissel T. Biodegradable semi-crystalline comb polyesters influence the microsphere production by means of a supercritical fluid extraction technique (ASES). J Control Release,2000,63(1-2):53-68

［26］ Miyajima M,Koshika A,Okada J,Ikeda M,Nishimura K. Effect of polymer crystallinity on papaverine release from poly (L-lactic acid) matrix. J Control Release,1997,49(2-3):207-215

［27］ Miyazaki Y,Onuki Y,Yakou S,Takayama K. Effect of temperature-increase rate on drug release characteristics of dextran microspheres prepared by emulsion solvent evaporation process. Int J Pharm,2006,324(2):144-151

［28］ Terrisses I,Seiller M,Grossiord J L,Magnet A,Hen-Ferrenbach C L. Application of rheological analysis to W/O/W multiple emulsions: Effect of the incorporation of a coemulsifier. Colloid Surface A,1994,91(3):121-128

［29］ Shah M H,Paradkar A. Effect of HLB of additives on the properties and drug release from the glyceryl monooleate matrices. Eur J Pharm Biopharm,2007,67(1):166-174

［30］ Vlugt-Wensink K D F. ,Meijer Y J,Steenbergen M J,Verrijk R,Jiskoot W,Crommelin D J A,Hennink W E. Effect of excipients on the encapsulation efficiency and release of human growth hormone from dextran microspheres. Eur J Pharm Biopharm,2007,67(3):589-596

［31］Wang F J,Saidel G M,Gao J M. A mechanistic model of controlled drug release from polymer millirods: Effects of excipients and complex binding. J Control Release,2007,119(1):111-120

［32］Gan Q,Wang T. Chitosan nanoparticles as protein delivery carrier-systematic examination of fabrication conditions for efficient loading and release. Colloid Surface B,2007,59:24-34

［33］Arias J L,Ruiz M A,Gallardo V,Delgado A V. Tegafur loading and release properties of magnetite/poly (alkylcyanoacrylate) (core/shell) nanoparticles. J Control Release,2008,125(1):50-58

［34］Zhong Y,Whittington C F,Zhang L,Haynie D T. Controlled loading and release of a model drug from polypeptide multilayer nanofilms. Nanomed:Nanotechnol,2007,3(2):154-160

［35］Xiong X Y,Tam K C and Gan L H. Release kinetics of hydrophobic and hydrophilic model drugs from pluronic F127/poly(lactic acid) nanoparticles. J Control Release,2005,103(1):73-82

［36］王襄平,梅兴国. 多肽及蛋白类药物微球包封率和释放的研究进展. 国外医学(药学分册),2006,33(3): 219-223

［37］Baras B,Benoit M A,Gillard J. Parameters influencing the antigen release from spray-dried poly(DL-lactide) microparticles. Int J Pharm,2000,200(1):133-145

［38］Péan J M,Venier-Julienne M C,Boury F,Menei Pe,Denizot B,Benoit J P. NGF release from poly(DL-lactide-co-glycolide) microspheres:Effect of some formulation parameters on encapsulated NGF stability. J Control Release,1998,56(1-3):175-187

［39］兰婷,郝红,赵君民. 聚乳酸载药微球制备及释药性能研究最新进展. 离子交换与吸附,2006,22(5):475-480

［40］Zhang Y,Zhuo R X. Synthesis and in vitro drug release behavior of amphiphilic triblock copolymer nanoparticles based on poly (ethylene glycol). and polycaprolactone. Biomaterials,2005,26:6736-6742

［41］Zhang Z P,Feng S S. The drug encapsulation efficiency,in vitro drug release,cellular uptake and cytotoxicity of paclitaxel-loaded poly(lactide)-tocopheryl polyethylene glycol succinate nanoparticles. Biomaterials,2006,27:4025-4033

［42］Li Y P,Pei Y Y,Zhou Z H,Zhang X Y,Gu Z H,Ding J,Zhou J J,Gao X J. PEGylated polycyanoacrylate nanoparticles as tumor necrosis factor:A carriers. J Control Release,2001,71:287-296

［43］Klose D,Siepmann F,Elkharraz K,Krenzlin S,Siepmann J. How porosity and size affect the drug release mechanisms from PLGA-based microparticles. Int J Pharm,2006,314:198-206

［44］Johansen P,Men Y,Audran R,Corradin G,Merkle H P,Gander B. Improving stability and release kinetics of microencapsulated tetanus toxoid by co-encapsulation of additives. Pharm Res,1998,15(7): 1103-1110

［45］Katare Y K,Panda A K. Influences of excipients on in vitro release and in vivo performance of tetanus toxoid loaded polymer particles. Eur J Pharm Sci,2006,28(3):179-188

［46］Coombes1A G A,Yeh M K,Lavelle E C,Davis S S. The control of protein release from poly(DL-lactide co-glycolide) microparticles by variation of the external aqueous phase surfactant in the water-in oil-in water method. J Control Release,1998,52:311-320

［47］Shakesheff K M,Evora C,Soriano I,Langer R. The adsorption of poly(vinyl alcohol) to biodegradable microparticles studied by X-ray photoelectron spectroscopy (XPS). J Colloid Interf Sci,1997,185(2): 538-547

［48］Bouissou C,RouseJ J,Price R,van der Walle C F. The influence of surfactant on PLGA microsphere glass transition and water sorption:Remodeling the surface morphology to attenuate the burst release.

Pharm Res,2006,23(6):1295-1305

[49] Sahoo S K,Panyam J,Prabha S,Labhasetwar V. Residual polyvinyl alcohol associated with poly (DL-lactide-*co*-glycolide) nanoparticles affects their physical properties and cellular uptake. J Control Release,2002,82(1):105-114

[50] Boury F,Ivanova T,Panaïotov I,Proust J E,Bois A,Richou J. Dynamic properties of poly(DL-lactide) and polyvinyl alcohol monolayers at the air/water and dichloromethane/water interfaces. J Colloid Interf Sci,1995,169(2):380-392

[51] Péan J,Boury F,Venier-Julienne M C,Menei P,Proust J E,Benoit J P. Why does PEG400 co-encapsulation improve NGF stability and release from PLGA biodegradable microspheres? Pharm Res, 1999, 16(8):1294-1299

[52] Garti N. Double emulsion-scope, limitations and new achievements. Colloid Surface A, 1997, 123-124: 233-246

[53] Blanco M D,Alonso M J. Development and characterization of protein-loaded poly(lactide-co-glcolide) nanospheres. Eur J Pharmaceut Biopharm,1997,43 :287-294

[54] Sato T,Kanke M,Schroeder H G,DeLuca P P. Porous biodegradable microspheres for controlled drug delivery. I. Assessment of processing conditions and solvent removal techniques. Pharmaceut Res,1988, 5:21-30

[55] Yang Y Y,Chung T S,Ng N P. Morphology,drug distribution,and *in vitro* release profiles of biodegradable polymeric microspheres containing protein fabricated by double-emulsion solvent extraction/evaporation method. Biomaterials,2001,22:231-241

[56] Luan X S,Skupin M,Siepmann J,Bodmeier R. Key parameters affecting the initial release (burst) and encapsulation efficiency of peptide-containing poly(lactide-*co*-glycolide) microparticles. Int J Pharmaceut,2006,324(2):168-175

[57] Chung T W,Huang Y Y,Liu Y Z. Effects of the rate of solvent evaporation on the characteristics of drug loaded PLLA and PDLLA microspheres. Int J Pharmaceut,2001,212:161-169

[58] Miyazaki Y, Onuki Y, Yakou S, Takayama K. Effect of temperature-increase rate on drug release characteristics of dextran microspheres prepared by emulsion solvent evaporation process. Int J Pharmaceut, 2006,324 (2):144-151

第4章 纳米微囊型血液代用品中高铁含量的控制

天然血液是一种非常复杂的液体,它包含血细胞功能和血浆功能两部分,有运输、调节人体体温、防御、调节人体渗透压和酸碱性平衡等多种功能。如红细胞主要功能是运输氧气和二氧化碳;白细胞的主要功能是杀灭细菌,抵御炎症,参与体内免疫发生过程;血小板主要在体内发挥止血功能;血浆主要为运输、缓冲、参与免疫、凝血和抗凝血等功能。由以上不难看出,要制备完全代替血液功能的人工血液代用品其实很难,可以说几乎不可能,目前只能做到其中一部分功能代替。其中,代替红细胞携氧-释氧功能的血液代用品设计和制备是最主要的目标。它主要用于向缺氧脏器、组织及时供氧;或用于器官保存;提高癌症病灶区氧浓度从而提高放化疗效果;对由于血栓等疾病引起的血管狭窄能及时输氧等方面。

对血红蛋白基血液代用品而言,携氧-释氧功能由其中的血红蛋白完成。血红蛋白有三种状态,即脱氧态血红蛋白(deoxyhemoglobin,deoxyHb)、氧合态血红蛋白(oxyhemoglobin,oxyHb)和高铁态血红蛋白(methemoglobin,metHb),三种状态的血红蛋白在可见光范围有特征吸收光谱,见图4.1。deoxyHb 结合氧气后形成 oxyHb。deoxyHb 和 oxyHb 分子中铁原子均处于亚铁状态(Fe^{2+}),具备携氧-释氧性能。而血红蛋白氧化形成的高价铁态(Fe^{3+})的 metHb,便失去携氧-释氧功能。而且,metHb 在体内易产生氧自由基而损伤细胞、攻击组织等毒副作用。有研究者发现 metHb 会促进癌细胞生长[1]。因此,对修饰血红蛋白血液代用品而言,抑制血红蛋白的氧化、控制 metHb 含量具有十分重要的意义。

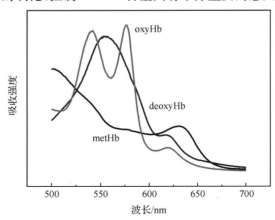

图 4.1 氧合态、脱氧态、高铁态血红蛋白的紫外-可见吸收光谱图

　　天然红细胞包含复杂的酶还原系统,如 NADH-cytochrome b5 和 NADPH-flavin,以及血浆中的非酶还原系统如抗坏血酸和谷胱甘肽等还原剂,这些系统的协同作用使 metHb 含量控制在 1% 以下[2]。对于人工血液代用品,研究表明,metHb 含量低于 10% 才能保证其向组织携氧-释氧[3],因而血液代用品中 metHb 的含量直接影响着其携氧-释氧功能的发挥。

　　用于血液代用品的血红蛋白一般从人或动物红细胞中提取,也有通过基因重组获得。用于本研究的血红蛋白直接从市场购得,但大部分市售的血红蛋白在分离、纯化、提取及后续的储存过程中,由于脱除了天然红细胞中还原系统的保护,易发生氧化。如市售的脱基质牛血红蛋白原料中 metHb 含量高达 90% 以上,这为具有理想携氧-释氧性能的人工血液代用品的体外构建带来极大的困难。另外,在血红蛋白血液代用品的合成和构建过程中,特别是纳米微囊型血液代用品,往往接触各种迥异于体内血液的环境,如有机溶剂等,表现出更强的氧化倾向,使得这一问题更为突出[4]。因此,如何控制 metHb 含量、提高 Hb 的携氧功能是修饰血红蛋白血液代用品研究开发过程的一大挑战,在一定程度上制约着其在临床上的应用。

4.1　酶还原型血红蛋白血液代用品

　　如上所述,天然红细胞中低的 metHb 含量是依赖复杂的酶还原系统和血浆中的非酶还原剂的协同作用而实现的。其中,特别是酶还原系统起着至关重要的作用。因此,从生物仿生的角度来讲,酶还原系统是控制 metHb 含量最为有效的方法。

　　许多研究者通过提取红细胞中还原酶系统[5,6],然后在血红蛋白血液代用品中包埋和构建酶还原系统,从而实现对 metHb 含量的控制。关于这方面的研究最早报道出现在 1957 年。Chang 等在 PEG-PLA 的微球中,共同包埋 SOD、CAT、高铁还原酶和 Hb。随后的缺血灌注实验结果显示,包埋 SOD、CAT 的 PEG-PLA 微球可显著降低氧自由基的含量,延长老鼠的寿命[7]。

　　Chang 等采用戊二醛交联 Hb-SOD-CAT 等,然后再采用 PEG-PLA 将其包埋制备纳米微球。结果发现,SOD-CAT 可以显著降低 CO_2 的分压,具有更好的携氧性能[8]。日本学者 Tsuchida 等对比研究了 CAT 酶对血红蛋白脂质体微球体内外携氧性能的研究[9]。结果发现,在体外血红蛋白转化为 metHb 主要原因是具有反应活性的自由氧,特别是过氧化氢;而在体内,则是由于活性自由氧和自氧化两个因素的共同作用。进一步的体内外实验结果显示,在脂质体微球中同时包埋 SOD、CAT 可有效抑制因双氧水导致的血红蛋白高铁化。当酶的浓度为 5.5×10^4 unit/mL 时,血红蛋白氧化形成 metHb 的速率可以下降到 50%(如图 4.2)。

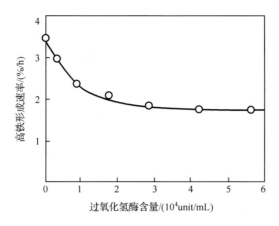

图 4.2　体内环境下酶含量和高铁形成速率的关系

尽管酶还原体系可以很好地控制血液代用品中 metHb 含量,但存在还原酶组成复杂、提取工作繁琐、脱离体内环境后还原酶易失活等问题。

4.2　非酶还原型血红蛋白血液代用品

血浆中含有大量的小分子还原剂,如抗坏血酸、谷胱甘肽、亚甲基蓝、四羟酮醇、酪氨酸、5-羟基邻氨基苯甲酸等。这些物质在维持血红蛋白的功能方面发挥着重要的作用[10,11]。因此,除了在纳米微球中构建酶还原系统来抑制 metHb 含量之外,也有研究者在微球中包埋血浆中的非酶还原剂。纳米微球一旦进入血液循环,由于微球内外的浓度差,小分子还原剂可穿过纳米微球表面的小孔进入微球,从而实现高铁 Hb 的还原,降低其含量。

Takeoke 等发现在脂质体微球中共包埋谷胱甘肽可有效地抑制高铁 Hb 的生成。Atoji 等发现酪氨酸可以作为电子的供体,减少纳米微球中过氧化氢的形成。Chang 及其研究团队的研究发现,纳米微球的制备过程会导致血红蛋白的 metHb 化,而抗坏血酸等则可以有效地降低体系中 metHb 的含量[12](图 4.3)。

非酶还原纳米微球系统的构建相对简单,但是其还原效果有限(对天然血红蛋白的还原能力仅为 28%)。高铁含量越高,还原能力越弱。同时这些小分子还原剂在空气中极易氧化分解,从而失去还原能力[13]。

4.3　还原剂和制备过程的协同作用

为了实现对 metHb 含量的有效控制,华东理工大学研究团队发展了一套两步还原及制备过程优化的非酶还原系统[14]。该过程通过血红蛋白原料中 metHb 含

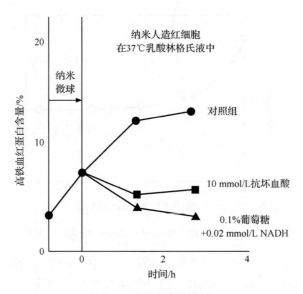

图 4.3　高铁含量的变化

量、制备过程以及复合非酶还原系统的协同作用实现。主要包括以下几个部分（如图 4.4）：①metHb 含量高的原料采用强还原剂经第一步快速还原；②还原后的血红蛋白采用复乳化方法包埋形成载血红蛋白纳米微囊（hemoglobin-loaded nanoparticles，HbP），控制并优化制备过程的主要工艺参数使血红蛋白的氧化得到最大限度的抑制；③模拟天然红细胞的非酶还原途径采用血浆中还原剂对囊内 metHb 进行第二步还原，使 metHb 含量可控。

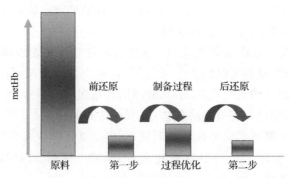

图 4.4　两步还原及制备过程优化的非酶还原系统

4.3.1　血红蛋白的第一步还原

实验用血红蛋白原料一般从红细胞中提取、分离，再进一步冻干形成冻干粉剂。由于脱离红细胞内天然的还原体系的保护，血红蛋白在分离和储存过程中氧化很难避免,因此多数购置的血红蛋白冻干粉剂中含有大量的 metHb(90%以上被氧化)。为了从源头控制 metHb 的含量,研究以过二硫酸钠(SD)来迅速还原metHb。但考虑到 SD 自身也容易被空气中的氧气氧化,氧化的过程中会形成氧自由基等活性氧化剂,后者进一步氧化血红蛋白,因此 SD 不能过量。为此,实验研究不同 SD/Hb 摩尔比对 metHb 含量的影响,结果见图 4.5,计算的 metHb 含量见表 4.1。

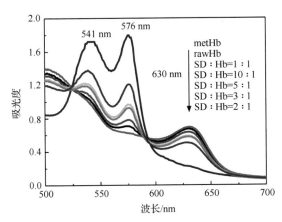

图 4.5　牛血红蛋白原料经不同 SD/Hb 摩尔比还原后的可见光吸收光谱

表 4.1　SD/Hb 摩尔比对血红蛋白原料中高铁血红蛋白含量的影响

SD 与 Hb 的比例	metHb/%
1 : 1	91.60±1.05
2 : 1	1.21±0.32
3 : 1	70.43±0.96
5 : 1	82.72±0.58
10 : 1	86.32±0.27

有报道 SD 在水中的分解反应在氧化时提供 4 个电子。metHb 还原成亚铁态也需要 4 个电子(每个血红蛋白分子含 4 个铁原子),因此设想 SD 和 metHb 的化学配比应为 1 : 1。图 4.5 结果显示,SD : Hb=1 : 1 时,630 nm 处(metHb 的特征吸收)的吸收峰略有降低,576 nm 和 541 nm 处出现两吸收峰(还原后的血红蛋白与氧气结合形成 oxyHb 的特征吸收峰)[15],但 oxyHb 的特征峰不明显。当SD : Hb=2 : 1 时,oxyHb 的特征吸收峰非常明显,经测定高铁含量约 1.21%,证明原料中的 metHb 已基本被还原。当 SD 与血红蛋白的比例超过 2 时,metHb 含量又升高。如 SD : Hb=3 : 1 时,metHb 含量约 70.4%,SD : Hb=5 : 1 时,metHb 含量约 82.72%。原因分析是过量的 SD 自身氧化产生的氧自由基氧化还

原后的 oxyHb,使 metHb 含量进一步升高。这意味着当 SD 与 Hb 的摩尔比为 2
是最佳用量,能实现原料中 metHb 的还原。

　　原料在制备过程中的稳定性很重要。为此,进一步考察了经第一步还原后形
成的 oxyHb 的稳定性。把上述最佳还原剂比例还原后的 oxyHb 溶液置于 4℃水
浴,敞口于空气中 4 h,类似于制备条件。每隔一小时扫描 500~700 nm 可见光范
围图谱,图 4.6 扫描图谱显示,4 h 内 oxyHb 的特征峰变化不大,整个图形和新鲜
制备的 oxyHb 图谱近似。说明经第一步还原制得的 oxyHb 稳定性好,可用作血
液代用品原料。

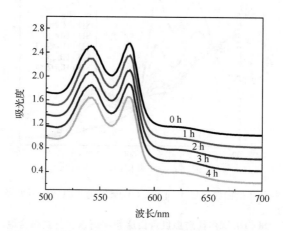

图 4.6　经第一步还原制备的氧合血红蛋白的稳定性

4.3.2　复乳化制备工艺对血红蛋白氧化程度的影响

　　复乳化工艺制备条件相对温和、包封率高,近年来成为包载药物的常规使用方
法。但该过程涉及机械剪切力、有机溶剂、疏水性壳材等,这些因素对蛋白均有不
同程度的影响[15]。尽管研究血红蛋白氧化规律的文献很多[16,17],但是复乳化工艺
对亚铁态血红蛋白的氧化规律目前未见文献报道。本研究采用扩散-挥发复乳法
制备载血红蛋白微囊,考察了初乳和复乳过程的乳化强度、油相中壳材及溶剂类型
对血红蛋白的氧化规律,力图实现制备工艺的优化。

　　1. 初乳过程乳化强度的影响

　　初乳(W_1/O)阶段采用超声波乳化,实验过程发现,输出功率小于 27 W 无法
有效分散乳液,因此本研究在 W_1/O 阶段选择 27 W 为最小输出功率。实验考察
了 27 W、50 W 和 70 W 三档输出功率作用不同时间对血红蛋白氧化程度的影响。
壳材采用 PCL,溶剂为二氯甲烷(dichloromethane,DCM),复乳阶段采用
10 000 r/min匀浆分散 2 min,收集纳米微球 HbP。HbP 中 metHb 的含量按照如

下方法测定:首先将微球分散在 PBS 溶液中,检测其在 630 nm 处的吸光度记 OD$_1$,则 OD$_1$ 是混合物(oxyHb＋deoxyHb＋metHb＋壳材)的吸光度。将一滴 KCN 试剂(15％ KCN 溶解于 0.05 mol/L 磷酸盐缓冲溶液,pH 7.4)加到待测样品混合后,再读取 630 nm 处吸光度,记为 OD$_2$。样品中 oxyHb 和 deoxyHb 不与 KCN 反应,而 metHb 和试剂中的 KCN 反应生成 cyanomethemoglobin,cyano-methemoglobin 在 630 nm 几乎无吸收,则 OD$_2$ 是样品中 oxyHb＋deoxyHb＋壳材的吸光度,待测样品中的 metHb 含量可通过式(4.1)得出,metHb 在 630 nm 处的毫摩尔吸光系数为 3.7 L/(mmol·cm)。微囊(HbP)内的血红蛋白含量根据式(4.2)得出。其中 Hb$_{total}$ 和 EE％分别为微囊制备过程总投入的血红蛋白量和包封率,metHb 含量最终结果以百分含量(metHb％)表示,通过反应式(4.3)得出。

$$metHb(mmol/L) = (OD_1 - OD_2)/3.7 \qquad (4.1)$$

$$Hb(within\ HbP) = Hb_{total} \times EE\% \qquad (4.2)$$

$$metHb\% = metHb/Hb \times 100 \qquad (4.3)$$

实验结果见图 4.7。初乳采用 27 W 作用 12 s,经测定 metHb 含量为 23.50％±1.62％,50 W、70 W 作用 12 s 后高铁含量分别为 26.56％±2.42％和 39.42％±2.31％,随着输出功率的增大,血红蛋白氧化加剧,metHb 含量明显增加,同时血红蛋白氧化程度呈超声时间依赖性,超声时间越长,metHb 含量越高。70 W 作用 18 s 时可见乳液由鲜红色变暗,经测定 metHb 含量达 71.6％±1.9％,说明血红蛋白严重氧化。W$_1$/O 过程是复乳化工艺制备微囊的第一步,此时,血红蛋白处于裸露及半包封状态,直接处于超声波输出的机械应力及有机溶剂作用下,对血红蛋白的氧化还原状态影响明显。另外,超声波输出的能量引起的局部温度升高和产生的气穴[18-20],也促进血红蛋白氧化。W$_1$/O 乳化强度越高,血红蛋白氧化越严重,因此后续实验采用较小的输出功率(如 27 W,12 s)比较理想。

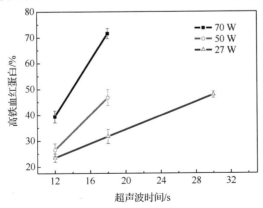

图 4.7　初乳过程中超声波乳化强度对 HbP 微囊内 metHb 含量的影响

2. 复乳过程乳化强度对微囊(HbP)内 metHb 含量的影响

HbP 的制备中复乳阶段采用匀浆分散乳化。上述结果表明,乳化强度越强,血红蛋白氧化越明显,因此采用 10 000 r/min(本实验匀浆机最小输出功率),初乳采用超声波 27 W 输出功率作用 12 s,壳材用 PCL,溶剂为 DCM,分别考察 0.5 min、1 min、1.5 min 和 2 min 匀浆时间对血红蛋白的氧化程度的影响。图 4.8 结果显示,同样的匀浆功率下,HbP 内 metHb 含量呈匀浆时间依赖关系。如匀浆时间 0.5 min、1 min、1.5 min 和 2 min 的条件下 metHb 含量分别为 13.64%±0.73%、15.37%±1.16%、18.20%±1.10% 和 23.50%±1.62%。匀浆时间长,乳化强度大,血红蛋白在高的机械剪切力作用下,氧化加剧。因此较小的乳化强度有利于抑制血红蛋白的氧化。但复乳化工艺中,匀浆乳化强度和最终的微囊粒径及粒径分布有较大关联性,即乳化强度大,粒径小且粒径分布窄[21]。

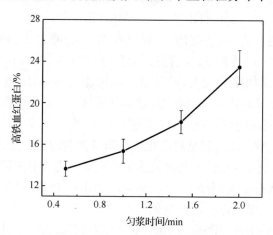

图 4.8　复乳过程中匀浆乳化时间对微囊内高铁 Hb 含量的影响

人体内最小的毛细血管直径约为 4 μm,因此输入体内的粒子直径应小于 4 μm以防栓塞。大量的研究表明,粒径在 200 nm 左右的载药微囊相对于大粒子能在体内达到长循环目的[22,23]。因此为获得合理的微囊直径,第二步匀浆乳化强度不能过低。综合影响血红蛋白氧化和微囊粒径的因素,把初乳和复乳的乳化强度分别优化为超声波 27 W 的输出功率作用 12 s,匀浆 10 000 r/min 作用1.5 min。

3. 油相中聚合物壳材的影响

考察了常用的几种可生物降解聚合物(PCL、PCL-PEG、PLA、PLA-PEG)对血红蛋白氧化程度的影响。采用以上优化的乳化强度和溶剂组成。图 4.9 显示,

PCL、PCL-PEG、PLA、PLA-PEG 制备的 HbP 内的 metHb 含量分别为 18.20%±
1.10%、15.73%±0.47%、16.21%±0.35% 和 13.5%±0.40%。结果显示无论
是 PLA 还是 PCL,嵌段了 PEG 链段的共聚物形成的微囊内 metHb 相对低。研究
表明,PEG 嵌段的共聚物在微囊形成过程中,由于其亲水性特性,使包载的蛋白倾
向于排列在微囊深部,这样弱化了外部因素如机械应力、溶剂的影响,使血红蛋白
氧化得到抑制。另外,PLA-PEG 作为壳材制备的微囊由于 PEG 的亲水性修饰,
能显著延长微囊血循环时间[24,25]。因此,把 PLA-PEG 优化为最终壳材。

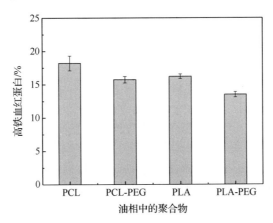

图 4.9　油相中壳材种类对 HbP 内高铁血红蛋白含量的影响

4. 油相中有机溶剂对血红蛋白氧化程度的影响

实验考察了油相中单一溶剂二氯甲烷(dichloromethane,DCM)及 DCM 分别
与乙酸乙酯(ethyl acetate,EA)、丙酮(acetone,Ace)、乙腈(acetonitrile,Aci)和四
氢呋喃(tetrahydrofuran,THF)按(1∶1,体积比)比例混合的双相溶剂。收集的
HbP 按前述方法测定其 metHb 含量,结果见图 4.10。单纯使用 DCM 为溶剂时,
HbP 内 metHb 含量为 13.8%±0.71%,而 DCM 中加入 EA、Ace、Aci 和 THF
后,血红蛋白氧化得到抑制,metHb 含量分别为 11.72%±0.33%、10.26%±
0.52%、5.6%±0.42% 和 8.33%±0.51%。

DCM 能溶解大量聚合物壳材料,且沸点低(39.8℃),易挥发脱除,因此成为
乳化工艺中常规使用溶剂[26,27]。图 4.10 表明,油相中溶剂组成对 metHb 含量有
显著影响。EA、Ace、Aci 及 THF 的加入,相对单纯采用 DCM 为溶剂时血红蛋白
氧化程度降低。分析原因是复乳化工艺中溶剂的脱除使壳材沉降、微囊固化,壳材
的沉降速率取决于溶剂的脱除速率。复乳化工艺溶剂的脱除过程包括从油相中溶
解-扩散至外水相,然后再挥发。在整个过程中,溶剂溶解-扩散是溶剂脱除的第一
步,决定壳材沉降及微囊固化速率。DCM 在水中的溶解度低(2%,质量分数),使

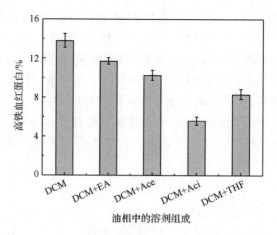

图 4.10　油相中溶剂组成对微囊内高铁 Hb 含量的影响

得溶解-扩散速率相对较慢。而加入溶解度高的 EA(8.7%,质量分数)及完全水溶性的 Ace、Aci 及 THF 之后,当初乳加到外水相时,水溶性溶剂迅速扩散进入外水相,使高分子壳材很快沉降形成微囊包裹血红蛋白,大大缩短血红蛋白和制备过程中的机械应力、有机溶剂等外部不利因素的接触时间,有利于保护血红蛋白。且随着溶剂在水中溶解度的增加,壳材沉降、微囊固化速率增加,血红蛋白氧化抑制增强,说明水溶性溶剂有利于抑制血红蛋白氧化。

　　但是,图 4.10 结果提出另一疑问,对于相似的水溶性有机溶剂 Ace、Aci 及 THF,按照上述推论应该得到相近的 metHb 含量,但结果却显示 Aci 相对 Ace 和 THF 更有利于抑制血红蛋白氧化。推测在复乳化工艺中,除有机溶剂的溶解度对微囊固化速率有影响从而影响血红蛋白的氧化外,溶剂本身对血红蛋白的氧化也有不同的影响。为证实这一点,用 1 mL oxyHb(第一步还原制得)分别和 4 mL Aci、Ace 及 THF 直接混合,与水混合为对照,4℃水浴控温,分别测定孵育 2 h 和 4 h 后的 metHb 含量,见表 4.2。正如推测吻合,Aci 比 Ace、THF 能更有效地抑制血红蛋白氧化。原因分析是不同溶剂由于其性质和结构不同,与血红蛋白产生不同的反应。此结果提示,复乳化制备载血红蛋白型血液代用品在溶剂选择时,不仅考虑其在水中的溶解度,对溶剂本身性质也应进行筛选。

表 4.2　溶剂与氧合血红蛋白孵育对其高铁血红蛋白含量的影响

溶剂类型	metHb/%	
	孵育 2 h	孵育 4 h
水	1.63±0.42	2.24±0.51
Ace	3.25±0.63	7.86±0.32
Aci	1.79±0.42	3.46±0.22
THF	2.77±0.52	5.47±0.36

4.3.3　第二步还原

天然红细胞由细胞膜包着血红蛋白,而 O_2、CO_2、代谢用物质(如葡萄糖、代谢产物及血浆内的还原剂等)小分子能自由进出细胞,和外界进行物质交换。理想的微囊型血液代用品应和天然红细胞结构类似,微囊表面膜类似半透膜结构,特定的小分子如 O_2、CO_2、葡萄糖、代谢产物及血浆内的还原剂等能顺利进出微囊,微囊通过表面微孔和外界进行物质交换,而血红蛋白及其他生物酶等生物大分子被截留,其结构如图 4.11 所示。

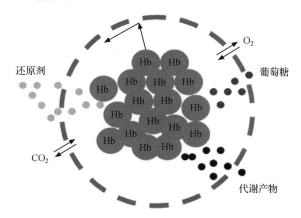

图 4.11　HbP 结构示意图

前文研究通过改性的复乳化工艺解决了高包封率和小粒径的矛盾,获得 87.4% 的包封率和纳米粒径。现在前研究基础上,通过调整油相中有机溶剂组成来控制 HbP 内的 metHb 含量及表面孔径,使血红蛋白的氧化在制备过程中尽量得到抑制,且表面孔径可调,允许血浆中的还原剂能扩散进微囊内进一步还原、抑制 metHb 含量,使 HbP 输入体内能得到血浆中还原剂的持续还原,实现 HbP 的长效载氧功能。

1. 油相中有机溶剂对 HbP 表面孔径的影响

前文研究表明,HbP 具备表面连通的多孔结构,小分子如硫氰酸钾能扩散进出 HbP。本研究的目标是血浆中的还原剂如抗坏血酸和谷胱甘肽能顺利扩散进 HbP,达到进一步还原、抑制 metHb 的作用。由于 HbP 粒径小,其表面孔径用常规的透射电镜、扫描电镜等手段很难直接进行观察。实验用不同分子量物质如 KCN(MW 65)、SD(MW 174.1)、$K_3[Fe(CN)_6]$(MW 329.25)为探针,间接估测 HbP 表面孔径大小及外源物质的扩散规律。

630 nm 是 metHb 的特征吸收峰,KCN 与 metHb 的反应产物 cyanomethe-

moglobin 在 630 nm 处几乎无吸收,使 630 nm 处吸光度值降低。SD 还原 metHb,使 630nm 吸光度降低。$K_3[Fe(CN)_6]$ 氧化 oxyHb 成 metHb 使 630 nm 吸光度升高。KCN、SD 和 $K_3[Fe(CN)_6]$ 与 Hb 反应快,反应时间可忽略不计,因此可通过 630 nm 处吸光度的变化来判断上述三种不同分子量物质的扩散情况,从而间接估测 HbP 的表面孔径大小,据此可选择合适分子量大小的还原剂对 HbP 实行第二步扩散还原。

上述实验表明,油相中 DCM 与 Aci 组合,相对单一溶剂 DCM,能更有效地抑制血红蛋白的氧化。为了了解油相中溶剂组成对微囊表面孔径的影响,分别考察了上述物质对单一溶剂 DCM 及 DCM/Aci(1:1,体积比)双相溶剂制备的 HbP 扩散规律,结果见图 4.12、图 4.13。向 metHbP 悬浮液中加入 SD、KCN 后,630 nm吸光度值降低说明这两种物质均能扩散进入 HbP 内与其中的 metHb 反应,从图 4.12 中 630 nm 吸光度降低速率看,小分子量的 KCN 比分子量较大的 SD 扩散快,无论对单一溶剂 DCM 还是 DCM/Aci 双溶剂制备的 HbP,结果都是如此。从 KCN 或 SD 的扩散规律看,相对 DCM 微囊,两种物质对 DCM/Aci 微囊扩散相对快。图 4.13 中显示较大分子的 $K_3[Fe(CN)_6]$ 的扩散规律较明显说明这一点。分子量约 329 的 $K_3[Fe(CN)_6]$ 对 DCM 形成的微囊扩散慢,630 nm 吸光度变化不大。而对 DCM/Aci 微囊,630 nm 吸光度上升比较明显,说明对 DCM 微囊而言,相对分子量约 300 的物质较难扩散进去,其表面孔径相对小。而 DCM/Aci 微囊表面孔径较大,分子量约 300 的物质能顺利扩散。

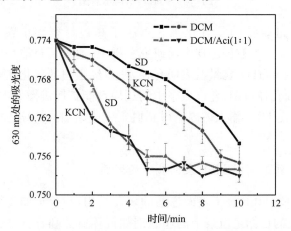

图 4.12　SD 与 KCN 对 metHbP 的扩散规律

由此可知,溶剂对表面孔径影响明显。分析原因是微囊表面结构形成是一动态过程,溶剂脱除过程包括溶剂和非溶剂如水分子的交换。研究表明,表面微孔结构由这种交换速率决定,交换速率快,则形成的孔径大;反之,孔径小,壳层相对致

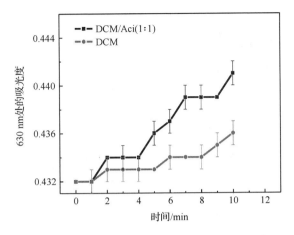

图 4.13　K$_3$[Fe(CN)$_6$]对 oxyHbP 的扩散规律

密[28]。DCM 中加入水溶性溶剂 Aci，由于 Aci 与水的互混性，加快了溶剂和非溶剂交换速率，使微囊表面孔径增大。

2. 微囊后还原

经第一步原料还原和优化的制备工艺过程如在初乳和复乳阶段采用较低的乳化强度、油相中采用壳材 PLA-PEG 及 DCM/Aci 溶剂组合，制备的 HbP 内 metHb 含量从原料的 90% 以上降为 5.6%。但是，缺乏还原系统的保护，血红蛋白的氧化仍很难避免。HbP 输入到体内后，期望能通过血浆中的还原剂继续还原、抑制 metHb 含量。基于上述对 HbP 表面孔径的认识，可以推断抗坏血酸（MW 176）和谷胱甘肽（MW 307）能扩散进入制备的 HbP 内。

故设计第二步还原以模拟红细胞的非酶还原途径为目标，把 HbP 悬浮在抗坏血酸和谷胱甘肽溶液中，考察还原剂扩散、还原效果，结果见图 4.14。HbP 内 metHb 含量在前 0.5 h 几乎没什么变化，还原剂的扩散及还原作用的发挥需要一定时间可解释这种滞后现象。0.5～1.5 h metHb 含量持续降低，说明还原剂已扩散进入 HbP 内发挥还原效果。4 h 后，metHb 含量降为 1.25%，接近天然血液中 metHb 的含量水平。

4.3.4　纳米微囊内血红蛋白结构稳定性分析

血红蛋白原料采用 SD 第一步还原后，经复乳化法制备成载血红蛋白纳米微囊。在一系列处理过程中，会接触强还原剂以及制备过程介入的超声、有机溶剂、高剪切应力、纯化和冻干等因素，这些因素是否会对血红蛋白造成不良的影响有待进一步考察。在此首先对血红蛋白原料、经第一步还原后的 oxyHb 和载蛋白微囊

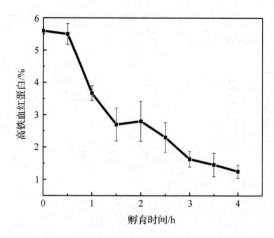

图 4.14　抗坏血酸和谷胱甘肽的第二步还原效果

的红外光谱进行分析,利用血红蛋白的特征峰判断整个处理过程对微囊内的血红蛋白化学结构的影响。另外,为进一步分析其微结构的变化,进行圆二色谱分析,对血红蛋白在处理过程的二级结构的变化进行考察。

1. FTIR 光谱分析

购买的血红蛋白原料(rawHb)、经第一步还原后的氧合血红蛋白(oxyHb)和载蛋白微囊(HbP)的红外吸收谱见图 4.15。结果显示血红蛋白的 N—H 弯曲振动(amideⅡ)吸收峰分别为 1543 cm^{-1},1541 cm^{-1}和 1542 cm^{-1},而 C=O 伸缩振动(amide Ⅰ)吸收峰分别为 1675 cm^{-1},1675 cm^{-1}和 1677 cm^{-1}。血红蛋白无论

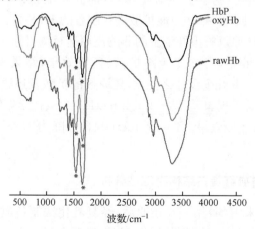

图 4.15　血红蛋白还原前后及包埋后的红外吸收谱图

标记 * 的为血红蛋白特征峰(amideⅠ和 amideⅡ)

是经过第一步还原后还是载入微囊内,其特征结构峰非常接近。从化学结构的角度说明,本研究采用的前、后还原及复乳法制备纳米微囊工艺过程对血红蛋白的结构影响不大[29]。

2. CD 光谱分析

蛋白质的 CD 光谱一般分为两个波长范围,即 $178\sim250$ nm 为远紫外区 CD光谱,$250\sim320$ nm 为近紫外区 CD 光谱。远紫外区 CD 光谱反映肽键的圆二色性,在蛋白质或多肽的规则二级结构中,肽键是高度有规律排列的,排列的方向性决定了肽键能级跃迁的分裂情况。因此,具有不同二级结构的蛋白质或多肽所产生 CD 谱带的位置、吸收的强弱都不相同。因此,根据所测得蛋白质或多肽的远紫外 CD 谱,能反映出蛋白质或多肽链二级结构的信息,如图 4.16 所示。血红蛋白原料(raw Hb)、经第一步还原后形成的 oxyHb 和微囊内血红蛋白(Hb entrapped in HbP)形成的 CD 光谱图接近,在靠近 192 nm 有一正的谱带,在 222 nm 和208 nm 处表现出两个负的特征肩峰谱带,这是典型的 α 螺旋结构[30]。血红蛋白经第一步还原后以及包埋进微囊后其 CD 谱图与天然血红蛋白非常接近,说明血红蛋白分子在整个处理过程中其二级结构得到较好的保留。

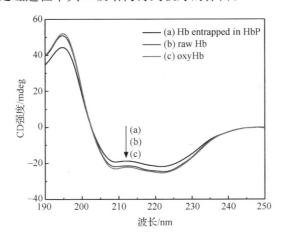

图 4.16　血红蛋白还原前后及包埋后的圆二色谱图

4.3.5　携氧-释氧性能评价

评价血液代用品携氧-释氧能力通常考察其氧解离曲线(oxygen dissociation curves,ODCs)及 p_{50}。ODCs 表示氧分压(oxygen partial pressure,p_{O_2})与血红蛋白结合氧量或血红蛋白氧饱和度(oxygen saturation,s_{O_2})关系的曲线。p_{50} 表示氧饱和度达到 50% 时的 p_{O_2},体现氧亲和力高低。

　　每个血红蛋白分子由 1 个珠蛋白和 4 个血红素组成,每个血红素和一个 O_2 分子结合。血红蛋白的 4 个血红素无论在结合 O_2 或释放 O_2 时,是一个高度协同的变构过程,即 1 个血红素与 O_2 结合后,由于变构效应的结果,其他血红素更易与 O_2 结合;反之,当结合氧的血红蛋白的 1 个血红素释出 O_2 后,其他血红素更易释放 O_2,因此血红蛋白的 ODCs 呈 S 形。S 形的 ODCs 对人体有重要的生理意义。曲线上段平坦,相当于 p_{O_2} 在 60~100 mmHg 之间,此范围,p_{O_2} 的变化对血红蛋白的 s_{O_2} 影响不大,例如,即使肺泡中 p_{O_2} 变化较大,血液中的 s_{O_2} 仍可以维持在较高水平,变化较小(98%~96%),有利于维持组织供 O_2。ODCs 的中段较陡,相当于 p_{O_2} 在 40~60 mmHg 段,是血红蛋白释放 O_2 的部分。曲线下段斜率大,相当于 p_{O_2} 在 15~40 mmHg 之间,表明在此范围内,组织 p_{O_2} 稍有下降,血液中的 s_{O_2} 就迅速降低,从而释放出更多的 O_2 供组织需要。

　　正常天然牛血红蛋白的 ODCs 及 p_{50} 与人的相似,p_{50} 为 27 mmHg。由于在复乳制备过程中涉及机械剪切力、有机溶剂等,血红蛋白有可能失活或氧化,而使 ODCs 及 p_{50} 偏离正常值。本研究测试的天然牛血红蛋白及 HbP 的 ODCs 接近(见图 4.17)。意味着 HbP 中的血红蛋白在整个制备工艺过程中其活性得到保持,具备同天然血红蛋白类似的携氧-释氧能力。

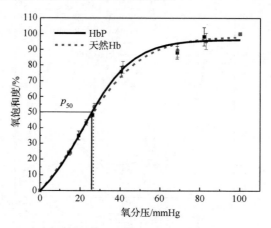

图 4.17　天然牛血红蛋白和载血红蛋白纳米微囊氧解离曲线及半氧饱和度分压(p_{50})

4.4　小　　结

　　高铁血红蛋白(metHb)直接影响着血液代用品的携氧性能。控制血液代用品中 metHb 的含量是制备高效修饰血液代用品的关键之一。从仿生的角度,酶法还原效率高,但在酶的来源和稳定性方面存在不足。非酶小分子还原剂法的还原效果低,无法单独使用。华东理工大学研究团队发展的两步还原及制备过程优化的非酶还原系统具有还原效率高、稳定的优势,可将 metHb 含量从原料的约 90％ 以上降为 1.25％,接近天然血液中 metHb 含量;而且可以借助体内的小分子还原剂实现长时间抑制 metHb 的形成,维持血红蛋白的二级结构,为低 metHb 含量、高效纳米微囊型血液代用品的研制提供了新的思路和方法。

参 考 文 献

[1] Alayash A I. Oxygen therapeutics: Can we tame haemoglobin? Nat Rev Drug Discov,2004,3:152-159

[2] Faivre B,Menu P,Labude P,Vigneron C. Hemoglobin autooxidation/oxidation mechanisms and methemoglobin prevention or reduction processes in the bloodstream. Artif Cells Blood Substit Immobil Biotechnol,1998,26(1):17-26

[3] Linberg R,Conover C D. Hemoglobin based oxygen carriers: How much methemoglobin is too much? Artif Cells Blood Substit Immobil Biotechnol,1998,26: 133-148

[4] Yang T, Olsen K,Olsen W. The effect of crosslinking by bis(3,5-dibromosalicyl) fumarate on the autoxidation of hemoglobin. Biochem Bioph Res Co,1989,163(2): 733-738

[5] Thomas M S. Chang O C,Powanda,D,Yu W P. Analysis of polyethylene-glycol-polylactide nano-dimension artificial red blood cells in maintaining systemic hemoglobin levels and prevention of methemoglobin formation. Artif Cells Blood Substit Immobil Biotechnol,2003,31: 231-247

[6] Noriko O,Tetsuhiro K,Yoshitaka O. The ruduction of methemoglobin in Neo Red Cell. Artif Cells Blood Substit Immobil Biotechnol,1998,26(5-6): 477-485

[7] Chang T M S,Powanda D,Yu W P. Analysis of polyethylene-glycolpolylactide nano-dimension artificial red blood cells in maintaining systemic hemoglobin levels and prevention of methemoglobin formation. Artif Cells Blood Substit Immobil Biotechnol,,2003,31(3): 231-248

[8] Chang T M S,D'Agnillo F,Yu W P,Razack S. The future generations of blood subsitutes based on poly-hemoglobin-SOD-CAT and nanoencapsulation. Advanced Drug Delivery Review,2000,40:213-218

[9] Teramura Y J,Kanazawa H,Sakai H. Prolonged oxygen-carrying ability of Hemoglobin vesicles by coencapsulation of catalase *in vivo*. Bioconjugate Chem,2003,14:1171-1176

[10] Jaffe E R,Neumann G. A comparison of the effect of manadion,methylene blue and ascorbic acid on the reduction of Methemoglobin *in vivo*. Nature,1964,202:606-608

[11] Dorman S C,Kenny C F,Miller L. Role of redox potential of hemoglobin-based oxygen carriers on methemoglobin reduction by plasma components. Artif Cells Blood Substit Immobil Biotechnol,2002,30(1): 39-51.

[12] Chang T M S. Nanobiotechnological modification of hemoglobin and enzymes from this laboratory. Biochimica et Biophysica Acta,2008,1784: 1435-1440

[13] Atoji T. Aihara M, Sakai H, Tsuchida E, Takeoka S. Hemoglobin vesicles containing methemoglobin and L-tyrosine to suppress methemoglobin formation in vitro and *in vivo*. Bioconjugate Chem, 2006, 17(5):1241-1245

[14] Zhang X L,Liu C S,Yuan Y,Shan X Q,Sheng Y,Zhao J. Reduction and suppression of methemoglobin loaded in the polymeric nanoparticles intended for blood substitutes. J Biomed Mater Res,Part B,Appl Biomater,2008,87B: 354-363

[15] Zijlstra W G. ,Buursma Z,Buursma A. Spectrophotometry of hemoglobin: Absorption spectra of bovine

oxyhemoglobin, deoxyhemoglobin, carboxyhemoglobin, and methemoglobin. Comp Biochem Phys B, 1997,118(4): 743-749

[16] Li X H, Zhang Y H, Yan R H, Jia W X, Yuan M L, Deng M, Huang D, Huang Z T. Influence of process parameters on the protein stability encapsulated in poly-DL-lactide-poly(ethylene glycol) microsphere. J Control Release,2000,68(1): 41-52

[17] Zhang L, Levy A, Rifkind J M. Autoxidation of hemoglobin enhanced by dssociation into dimers. J Biol Chem,1991,266: 24696-24701

[18] Riesz P, Kondo T. Free radical formation induced by ultrasound and its biological implications. Free Radical Bio Med,1992,13(3): 247-270

[19] Maria P, Renoo B, Janssen J. The effect of ultrasonic intensity on the crystal structure of palm oil. Ultrason Sonochem,2004,11(3-4): 251-255

[20] Kadkhodaee R, Malcolm P, Povey J W. Ultrasonic inactivation of Bacillus α-amylase. I. Effect of gas content and emitting face of probe. Ultrasonics Sonochemistry,2008,15(2): 133-142

[21] Zhao J, Liu C S, Yuan Y. Preparation of hemoglobin-loaded nano-sized particles with porous structure using as oxygen carrier. Biomaterials,2007,28:1414-1422

[22] Salvage J P, Rose S F, Phillips G J, Hanlon G W, Lloyd A W, Ma I Y, Armes S P, Billingham N C, Lewis A L. Novel biocompatible phosphorylcholine-based self-assembled nanoparticles for drug delivery. J Control Release,2005,104(2): 259-270

[23] Salvage J P, Rose S F, Phillips GJ, Hanlon G W, Lloyd A W, Ma I Y. Armes S P, Billingham N C, Lewis A L. Novel biocompatible phosphorylcholine-based self-assembled nanoparticles for drug delivery. J Control Release,2005,104(2): 259-270

[24] Photos P J, Bacakova L, Discher B, Bates F S, Discher D E. Polymer vesicles in vivo: Correlations with PEG molecular weight. J Control Release,2003,90(3): 323-334

[25] Dong Y C, Dong U, Feng S S. Methoxy poly(ethylene glycol)-poly(lactide) (MPEG-PLA) nanoparticles for controlled delivery of anticancer drugs. Biomaterials,2004,25(14): 2843-2849

[26] Vladisavljević G T, Williams R A. Recent developments in manufacturing emulsions and particulate products using membranes. Adv Colloid Interf,2005,113(1): 1-20

[27] Peng D M, Huang K L, Liu Y F, Liu S Q. Preparation of novel polymeric microspheres for controlled release of finasteride. Int J Pharm,2007,342(1-2): 82-86

[28] Luan X S, Skupin M, Siepmann J, Bodmeier R. Key parameters affecting the initial release (burst) and encapsulation efficiency of peptide-containing poly(lactide-co-glycolide) microparticles. Int J Pharmaceut, 2006,324(2):168-175

[29] Palath N, Bhad S, Montazeri R, Guidry C A, Haynie D T. Polypeptide multilayer nanofilm artificial red blood cells. J Biomed Mater Res B,2006,81B:261-268.

[30] Zhu Y C, Cheng G J, Dong S J. Structural electrochemical study of hemoglobin by in situ circular dichroism thin layer spectroelectrochemistry. Biophys Chem,2002,97(2-3): 129-138

第5章　微囊型血液代用品的理化特性与生物性能

血液停留时间是影响纳米微囊型血代品生物有效性的重要因素。为了有效行使其携氧-释氧功能,纳米微囊应该在血液中停留足够长的时间。众所周知,纳米粒静脉注射后极易被体内单核巨噬细胞系统(mononuclear phagocyte system, MPS)的巨噬细胞捕获而从血液中被快速清除掉。而巨噬细胞消除外来粒子的一个主要机制是通过识别结合在粒子表面上的免疫球蛋白 G 的 Fc 段和补体。纳米微囊进入体内后,被机体视为异物,血浆中的各种成分如血浆蛋白、脂蛋白、免疫球蛋白、补体 C 等(调理素)会吸附到纳米粒表面,即调理过程(opsonization)。调理过程的发生会加速巨噬细胞的识别,尤其是肝的 Kupffer 细胞和脾的巨噬细胞。因此,通过对纳米微囊表面进行修饰从而躲避血浆蛋白的吸附和巨噬细胞的摄取,是构建长循环"隐形"(stealth)纳米粒最有效的办法之一。关于长循环载药纳米粒的报道很多,但是对于可降解聚合物型纳米微囊的报道并不多见,尤其在纳米微囊型血代品研究领域。因此,对于纳米微囊型血液代用品,研究其血液停留时间和体内脏器分布,并采取有效的表面修饰方法用以延长血液停留时间是非常重要和有意义的。

5.1　不同 PEG 修饰聚合物微囊型血液代用品的理化特性与生物性能

PLA 为可生物降解聚合物,降解产物为 CO_2 和 H_2O,在体内不会产生蓄积和毒副作用。然而 PLA 制备的微粒进入体内后,由于其强疏水性易被生物体内单核吞噬细胞系统(MPS)如肝脏的 Kupffer 细胞等快速摄取,难以发挥非 MPS 靶位的药效。为此,研究者将亲水性的 PEG 与疏水材料 PLA 共聚形成一端亲水一端亲油的聚合物,使其具有两亲性,对亲水环境和疏水环境都有不排斥的适应性。研究表明,两亲性嵌段共聚物表面上由于悬挂的 PEG 链的结构重组,使得聚合物的动态接触角和表面活性降低,从而有效抑制共聚物对小牛血浆纤维蛋白原和血小板的吸附[1,2],因而延长其在血液循环中的时间。

通常,对 PEG 嵌段共聚物的研究主要集中在对聚合物的一端修饰 PEG 和两端修饰 PEG 两种方式,分别称为二嵌段和三嵌段共聚物。目前较多的研究都集中在 PEG 一端修饰聚合物对微囊抵御蛋白吸附[3-5]、躲避吞噬细胞[6]以及体内分布的影响[7];却很少有对 PEG 两端修饰的三嵌段共聚物抗蛋白吸附和相应的微囊躲避吞噬等方面进行研究。本研究选用相同 PEG 摩尔分数(30%),相同 PEG 分子量(5kDa)的 PEG-PLA 二嵌段(PLA-mPEG,PEL)和三嵌段共聚物(mPEG-PLA-mPEG,PELE)为壳材料,采用 UHD 复乳法制备载血红蛋白微囊。以 PLA 微囊为对照样,分析了不同聚合物结构对微囊表面亲水性、电荷以及表面化学结构组成等物理化学性能的影响。以血浆纤维蛋白原和血清白蛋白两种不同分子量的血浆蛋白为模型,以大鼠腹腔巨噬细胞为模型吞噬细胞,考察了粒子体外被血浆蛋白吸附和吞噬细胞吞噬的情况,并对小鼠体内不同聚合物结构微囊的血循环时间和各个脏器分布进行了对比。建立了一套微囊表面构象模型,并以此讨论了不同聚合物结构对微囊体内外性能的影响。

5.1.1　聚合物结构对微囊物理化学性能的影响

1. 聚合物结构对微囊的粒径及表面电荷的影响

利用自行设计的 UHD 装置,通过复乳液法制得平均粒径均在 70～200 nm 范围内的微囊(表 5.1)。相比之下,亲水的 PEG 链段所制备的纳米微囊粒径更小。这可能是由链段的亲疏水性所造成的。

表 5.1　不同聚合物微囊的粒径和表面电荷

样品	粒径/nm	ζ 电位/mV
PLA	145.3±13.4	−37.67±0.51
PEL	136.4±12.5	−13.8±2.18
PELE	139.5±4.9	−2.23±0.34

PLA 是亲油性的化合物,在水溶液中不易形成致密的内核,如图 5.1(a)所示,从而表现为尺寸较大。在两亲性化合物中,如 PLA-mPEG(PEL)和 mPEG-PLA-mPEG(PELE),由于非极性基团的存在,化合物分子有向空气/水界面富集的趋势。当溶液浓度较低时,两亲化合物分子首先在空气/水界面吸附,疏水部分伸向空气中,起到降低水表面张力的作用。随着两亲化合物浓度的增加,分子在表面的吸附量增加,表面张力逐渐降低。当化合物的浓度达到临界值,空气/水界面被化合物分子铺展完全。随着浓度的进一步增加,溶液中的化合物分子发生缔合,形成致密胶束,表面张力的变化趋于稳定,因此,所得微囊的粒径也较小,如图 5.1(b)。由于本试验所采用的两亲性化合物中 PEG 含量均为 30%,因此对于两嵌段化合物和三嵌段化合物而言,两者具有相近的粒径分布。

尽管两种嵌段化合物所制备的微囊具有相近的粒径,其相应的表面电荷却有很大不同。如表 5.1 所示,PELE 微囊的表面电荷明显高于 PEL 微囊,尤其是 PELE 微囊,其表面电荷几乎接近中性。对于纯 PLA 微囊而言,其表面电荷接近

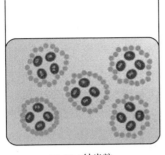
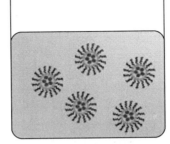

(a) PLA纳米粒　　　　　　　　　　(b) PLA-PEG共聚物纳米粒

图 5.1　PLA 与 PLA-PEG 嵌段共聚物制备微囊的粒径差异

−38 mV,随着 PEG 长链的化学吸附,其表面的中性电荷将覆盖在 PLA 表面,从而降低 PLA 表面的负电荷数量。分析原因,可能与 PEG 在微囊表面的存在形式有关。研究表明[8],两嵌段聚合物,以 mPEG-PLA 为例,其微囊表面仅有一部分 PEG 链伸入外水相,而一部分却伸入聚合物壳内,这必然削弱了微囊表面 PEG 总的覆盖率;而对于三嵌段聚合物,以 mPEG-PLA-mPEG 为例[9],分子量中 PLA 聚集成核同时 PEG 长链均伸入外水相,形成 U 形结构。因此,即使在相同的 PEG 摩尔分数中,mPEG-PLA 微囊表面所含的 PEG 量较 mPEG-PLA-mPEG 微囊为少,所以其表面被 PEG 所覆盖的负电荷也较 PELE 微囊为少,导致 ζ 电位较低。

2. 不同聚合物结构对微囊的悬浮稳定性的影响

对于不相混溶的两种液体,一种以液滴形式分散于另一种液体中形成乳状液时,由于液滴粒径细小,比表面积大,所以体系中存在很大的界面能,在热力学上不稳定,主要以分层、絮凝、聚结、破坏和变相等形式来减小界面能[9]。实验采用 Turbiscan 悬浮体系稳定性分析仪研究了制备的纳米微球的悬浮稳定性。

由表 5.1 可知,PLA、PEL 和 PELE 三种聚合物微囊的表面电荷不同,必然对其悬浮稳定性产生影响。理论上表面极性越大,粒子间斥力越强,故而相邻粒子间相互吸引、碰撞的概率越小,悬浮液越稳定。从 5 天内微囊悬浮液的背散射和透过率的变化情况(图 5.2)来看,在检测的时间内,PLA 微囊出现了很剧烈的粒子热运动,表现在距离试管底部 5～30 mm 之间即在试管中层位置的背散射率发生很大波动,见图 5.2(a)。而相反地,PEL 和 PELE 微囊就稳定得多,见图 5.2(b,c)。纳米微球透过率的变化[图 5.2(d)]表明,随着测试时间的延长,PLA 微囊悬浮液的透过率强度越来越低,变化率最大,达到 11.02%;而三嵌段聚合物微囊的透过率几乎没有变化,变化率为最小,仅为 1.09%。因此,可以说三嵌段聚合物微囊的悬浮稳定性最好,这与实验预期恰恰相反。

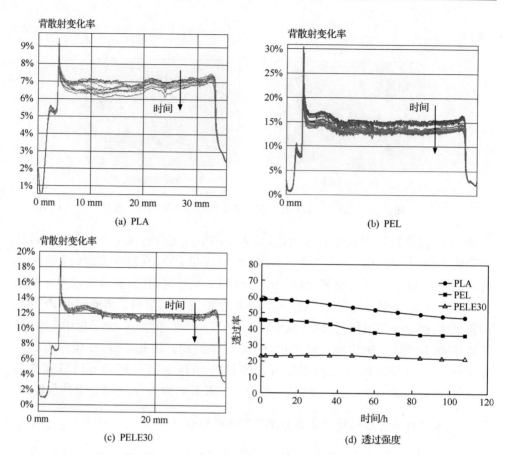

图 5.2　微囊悬浮稳定性研究

(a~c)PLA,PEL 和 PELE30 纳米微囊的背散射光谱图;(d)三种微囊的透过率变化比较

　　对于纳米微囊而言,其表面电荷的来源主要由解离、吸附以及两相对电子的亲和力不同等引起[10]。根据扩散双电层理论,粒子表面电荷量直接影响粒子间斥力势能和溶剂化作用的大小,从而影响非均相体系的稳定性。因此理论上说,ζ 电位绝对值的下降会降低纳米粒溶液的稳定性。但从本研究可以看出,ζ 电位的降低并没有影响微囊悬浮液的稳定性。相反的,PEG 的修饰对纳米粒子的稳定性却非常有利,并且悬浮液的稳定性随着 PEG 修饰方式的不同而变化。这可能是由于表面修饰的 PEG 链具有一定的柔韧性,需要很大的动能才能克服 PEG 的柔性从而使粒子聚集,并且 PEG 含量越多,所需动能越大。同时,当大量 PEG 链化学吸附于 PLA 表面时,其高分子线形分子层在电解液中形成网络结构,使纳米颗粒表面形成一层有机亲水保护膜,颗粒之间要碰撞聚沉就很困难,同时颗粒表面的大分子也阻止了水和其他杂质离子在颗粒表面的吸附,从而提高了悬浮液的稳定性。当

微囊表面的 PEG 含量增加时,颗粒间相互碰撞的概率减小,因此稳定性增加。

3. 不同聚合物结构对微囊表面的亲/疏水性的影响

一般来说,材料本身的结构和组成决定着材料的亲/疏水性。有研究表明,在生物材料表面或分子骨架中引入一些活性基团,如—OH、—COOH、—NH$_2$、—C=C—等,可以改善材料的亲水性。从图 5.3 可知,聚乳酸 PLA 经过 PEG 改性后,其静态水接触角比 PLA 有明显降低,(PLA 为 122.4°±3.2°,PLA-mPEG 为 51.3°±2.6°,而 mPEG-PLA-mPEG 为 20.7°±31.4°);从吸水率的测定结果可以看出,PEG 改性后的聚乳酸 PLA 的吸水率也有明显提高(PLA 为 8.2%±1.5%,PLA-mPEG 为 20.5%±3.1%,而 mPEG-PLA-mPEG 为 30.6%±3.7%)。从静态水接触角测试和吸水率结果可知,PEG 修饰对改变材料亲水性能有很大作用,并且不同的 PEG 聚合类型对材料表面亲疏水性能有很大影响。

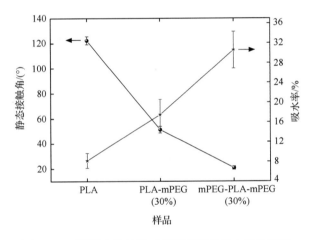

图 5.3　不同聚合物结构对微囊表面的亲水性的影响

4. 不同聚合物结构对微囊表面化学结构组成的影响

采用 X 射线光电子能谱仪对 PLA,PLA-mPEG,mPEG-PLA-mPEG 三种不同聚合物微囊表面的 PEG 含量进行了 XPS 分析。微囊表面的 C1 元素的高分辨 XPS 测试结果见图 5.4。从图可以看出,经拟合后,C1s 能级分解为 4 个能级峰,分别位于结合键能为:285 eV(C1sA),286 eV(C1sB),287 eV(C1sC)和 289 eV(C1sD)。其中,285 eV 处为 C—H 和 C—C 结构 C1s 电子结合能;286 eV 处为 C—O 结构 C1s 电子结合能;289 eV 为酯基结构 O—C=O 的 C1s 电子能级峰。由于 PEG 与 PLA 结合之后,位于 286 eV 处的 C—O 基团必然增加,同时位于 289 eV 的 O—C=O 必然减少。因此可以用位于 286 eV 和 289 eV 处的基团含量的变化来判断微囊表面 PEG 链段覆盖率的变化[11]。

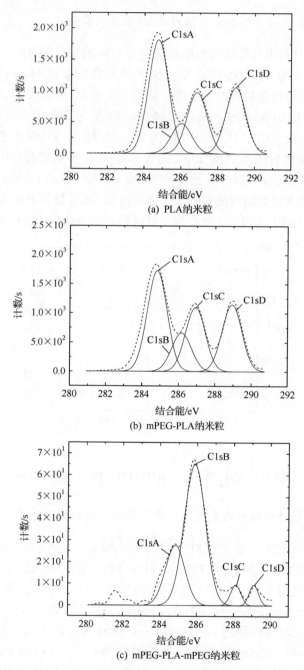

(a) PLA纳米粒

(b) mPEG-PLA纳米粒

(c) mPEG-PLA-mPEG纳米粒

图 5.4　三种聚合物微囊表面化学结构:C 元素分析

　　进一步对曲线拟合后所计算出的 C1s 各个能级峰所占比例见表 5.2。从表中可以看出,微囊经 PEG 修饰后,其表面的 C—O 基团增多了,相应的 O—C＝O 基团减少了。这说明微囊表面被 PEG 亲水链段所包覆。尤其值得注意的是,对于三嵌段聚合物微囊来说,其表面所含 PEG 量高达 63.7%,而裸露于表面的 O—C＝O 基团只有 15.9%。这说明大量的 PEG 长链将微囊包裹。这个结果也与前文亲水性实验的结果相吻合。

表 5.2　聚合物微囊表面的 C 元素各价态的 XPS 数据

峰	PLA		mPEG-PLA		mPEG-PLA-mPEG	
	结合能量/eV	实验值/%	结合能量/eV	实验值/%	结合能量/eV	实验值/%
A	285.06	51.70	285.01	47.17	284.97	15.93
B	286.08	16.85	286.24	21.11	286.43	63.73
C	287.60	15.91	287.56	16.73	287.71	11.46
D	289.60	15.55	289.65	14.98	289.02	8.88

5.1.2　不同聚合物结构对微囊的体内外生物学性能的影响

1. 对血浆蛋白吸附程度的影响

　　以不同分子量的血浆蛋白为模型蛋白,考察不同聚合物表面对不同血浆蛋白的吸附的影响。测试结果见图 5.5。由图可知,所有 PEG 修饰的 PLA 共聚物所表现的蛋白吸附量均比未改性的 PLA 表面低得多。例如,抗血浆蛋白吸附能力最好的是三嵌段共聚物,其在纤维蛋白原浓度和血清白蛋白浓度均为 0.5 mg/mL 的溶液中的吸附量分别为 0.009 μmol/m² 和 0.008 μmol/m²,相对于未修饰的 PLA 表面的 0.029 μmol/m² 和 0.060 μmol/m² 分别降低了 69% 和 87%。抗蛋白吸附

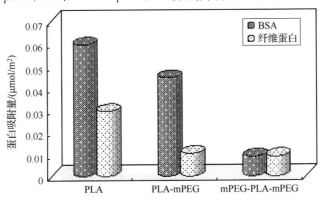

图 5.5　不同结构的聚合物的表面对血浆蛋白的抗吸附能力对比

能力相对较弱的两嵌段共聚物 mPEG-PLA,其纤维蛋白原和血清白蛋白吸附量分别比 PLA 表面的吸附量降低 65% 和 25%。另外,需要指出的是,尽管两种 PEG 修饰的聚合物都有明显的抗血浆蛋白吸附的能力,但是对于不同分子量大小的蛋白,其抗吸附能力模式不尽相同:对于大分子量的牛血清纤维蛋白原,两嵌段和三嵌段共聚物的抗吸附能力很接近,其表面吸附的蛋白量分别是 $0.010~\mu mol/m^2$ 和 $0.009~\mu mol/m^2$;而对于小分子量的牛血清白蛋白,两者抗吸附能力相差很大,分别为 $0.045~\mu mol/m^2$ 和 $0.0009~\mu mol/m^2$。这可能与聚合物结构有关。

2. 纳米微囊躲避巨噬细胞吞噬的研究

(1) 吞噬细胞定量测试标准曲线的建立

实验前,首先建立三种微囊吞噬实验的微囊浓度-荧光强度标准曲线的线性回归方程,见图 5.6。

并进一步考察了该测试方法的日内精密度和日间精密度(RSD%)均小于 5%,回收率均大于 80%,满足生物样品分析方法要求。

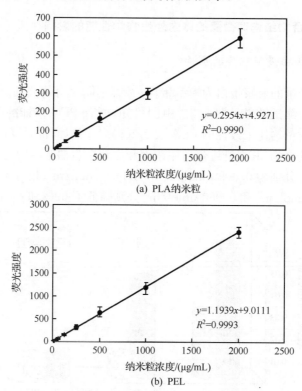

(a) PLA纳米粒

$y = 0.2954x + 4.9271$
$R^2 = 0.9990$

(b) PEL

$y = 1.1939x + 9.0111$
$R^2 = 0.9993$

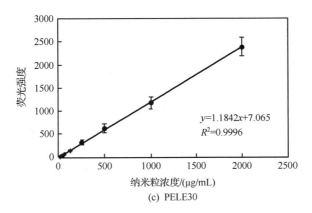

(c) PELE30

图 5.6 三种微囊吞噬实验的微囊浓度-荧光强度线性回归方程

（2）微囊的体外巨噬细胞吞噬实验

本实验对 3 种不同结构的聚合物所制备的纳米微囊粒子进行了巨噬细胞吞噬的评价：PLA，PLA-mPEG（PEL）和 mPEG-PLA-mPEG（PELE）纳米微囊。图 5.7 给出与不同种类样品共培养后的巨噬细胞的相差和荧光照片。

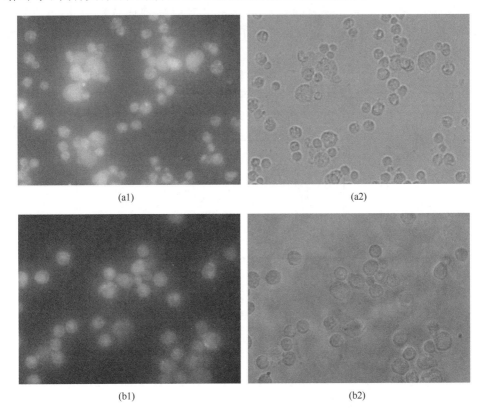

(a1) (a2)

(b1) (b2)

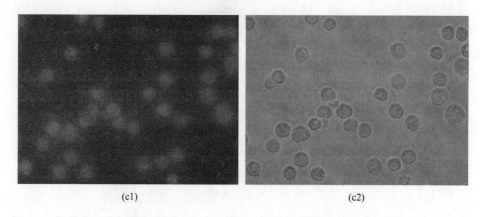

$$(c1) \qquad\qquad\qquad\qquad (c2)$$

图 5.7　与载血红蛋白的微囊在 37℃下培养 30 min 后鼠腹腔巨噬细胞的相差和荧光照片
(a1,b1,c1) 为荧光照片;(a2,b2,c2) 为相应的相差照片

在相同的条件下,如培养温度、细胞密度、共培养时间等,由细胞显示出的荧光对比强弱可以判断巨噬细胞对粒子的识别和吞噬情况。图中巨噬细胞显示,与 PLA 微囊共培养的巨噬细胞在激发作用下,发出强烈的荧光强度;而 PEG 与 PLA 的共聚物微囊则显现出较弱的光亮。荧光强度由强到弱依次为 PLA,PLA-mPEG,mPEG-PLA-mPEG 微囊。可见,PEG 修饰后的微囊表面能够较好地躲避吞噬细胞的吞噬。

进一步将吞噬细胞与不同种类纳米微囊共培养 30 min 后,加入含 10% Triton 的乙腈溶液,裂解细胞,释放出被吞噬细胞吞噬的微囊,并用乙腈萃取后测定其荧光强度,并代入前面标准曲线中计算出吞噬量,结果如图 5.8。

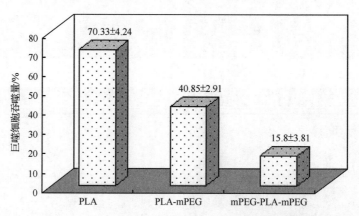

图 5.8　吞噬细胞与不同种类纳米微囊共培养 30 min 后的吞噬量比较

与定性结果相对应,PLA 微囊的确被大量吞噬,其吞噬量高达 70.38%。当在 PLA 链段的一端引入 PEG 后,其躲避吞噬的能力有所提高,总吞噬量下降了近

30%。三嵌段聚合物 mPEG-PLA-mPEG 所制备的微囊躲避吞噬效果最明显,只有 15.6%,仅仅是原 PLA 微囊被吞噬量的 22%。

结合定性定量两部分试验结果可知,表面 PEG 化对躲避吞噬非常有利。而且,不同 PEG 化方式对微囊的"隐形"效果影响很大,效果最好的是三嵌段聚合物所制备的纳米微囊。

3. 微囊在动物体内血液循环动力学研究

实验以香豆素-6(coumarin-6)为荧光标记物,用复乳法制备载蛋白微囊时,可以将其标记在载体聚合物上,渗漏率低于 0.08%。在开展微囊在动物体内血液循环动力学研究前,采用前述方法建立了三种微囊在大鼠血浆中的浓度-荧光含量标准曲线的回归方程:PLA 微囊:$y=206.28x+137.95$,$R^2=0.9933$;PEL 微囊:$y=247.22x-42.733$,$R^2=0.9981$;PELE30 微囊:$y=705.43x-63.735$,$R^2=0.999$。

大鼠一次静脉注射微囊 NaCl 复溶液,血液中微囊浓度百分含量测定结果见表 5.3。绘制出的各种微囊的平均血药浓度-时间曲线,见图 5.9。

表 5.3　微囊在血液中的百分含量变化

样品		血液中微囊百分含量/%								
	时间	0.25 h	0.5 h	1 h	2 h	3 h	6 h	12 h	24 h	36 h
PLA	Mean	52.62	40.25	31.24	28.07	20.84	13.80	9.77	5.43	
	RSD	5.26	4.02	3.12	2.81	2.08	1.38	1.98	1.54	1.00
PEL	Mean	61.00	53.25	51.17	48.29	36.30	28.88	15.41	10.26	8.70
	RSD	6.27	5.33	4.45	2.69	3.63	2.55	2.29	2.92	2.84
PELE30	Mean	66.37	60.45	57.47	54.65	53.29	50.53	47.95	45.73	43.68
	RSD	6.64	6.04	5.75	5.47	5.33	5.05	4.79	4.57	4.37

从表 5.3 和图 5.9 可以看出,在粒径相当的情况下,微囊表面 PEG 化影响着微囊在血液中的循环时间,并且 PEG 化的方式更是直接影响长循环的因素。如图 5.9,PEG 化 PLA,不论是三嵌段还是两嵌段聚合物,其制备的微囊在血液中的半停留时间均明显长于 PLA 微囊。具体地说,例如,在 24 h 时,PLA 纳米微囊在血液中的残留量仅有 5.4%,而两嵌段聚合物微囊则有 10.3%。残留量最高的是三嵌段聚合物微囊,在 24 h 时,仍有总注射量 45.7% 的微囊存于血液中,并且到 36 h 时仍保持相当高的水平。这说明 PEG 化的确有利于延长微囊在血液中的循环时间。另外,从 PEG 与 PLA 聚合方式角度来看,三嵌段聚合物微囊的长循环时间明显高于两嵌段聚合物,这说明聚合物结构对微囊表面特性影响较大。从前面物化性能研究可知,三嵌段 mPEG-PLA-mPEG 比两嵌段 PLA-mPEG 具有更偏于中性的表面电荷和更强的亲水性,而中性电荷和强亲水性是长循环微囊所必须具

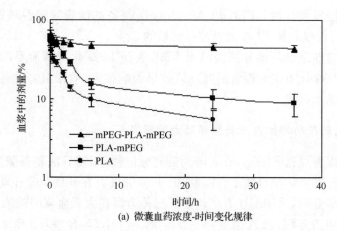

(a) 微囊血药浓度-时间变化规律

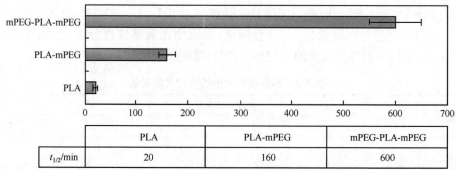

	PLA	PLA-mPEG	mPEG-PLA-mPEG
$t_{1/2}$/min	20	160	600

(b) 三种不同微囊的体内清除半衰期

图 5.9　微囊在血液中的循环时间

备的关键特征。因此,三嵌段 PELE 微囊更加适用于制备长循环血液代用品。

　　对于大致相同的注射量,不同微囊的血药浓度-时间曲线下面积 AUC_{0-36} 有明显差异(表 5.4)。亲油性的 PLA 微囊在血液中的 AUC 值仅仅只有 306‰Dose×h,随着亲水长链 PEG 的加入,其在血液中的 AUC 值也有所提高。说明 PEG 的加入可以提高微囊在血液中的生物利用度。当 PEG 以两端结合的方式与 PLA 共聚时,所生成的三嵌段聚合物微囊具有良好的亲水性和电荷中性,正因如此,该微囊在血液中的 AUC 值达到最高,是 PLA 微囊的 5 倍。

表 5.4　微囊的血液循环动力学参数

纳米粒	PLA	PEL	PELE30
$AUC_{0-36\,plasma}$/(‰Dose×h)	306.266	532.692	1733.29
Cl/h^{-1}	0.128	0.063	0.005
$MRT_{0-36\,plasma}$/h	17.196	46.981	256.564

4. 微囊在小鼠的体内脏器分布动力学研究

在开展微囊在小鼠的体内脏器分布动力学研究前,采用前述方法建立了纳米微球在各个器官标准曲线测试标准曲线。小鼠组织器官标准曲线的回归方程见表 5.5。

表 5.5　纳米微囊在各个脏器液中的浓度-荧光强度标准曲线

(a) PLA 纳米微囊的脏器标准曲线

脏器	标准曲线	相关系数 R^2	浓度范围/(mg/mL)
心	$Y = 3409x + 216.5$	0.9970	
肝	$Y = 3440.1x + 591.5$	0.9936	
脾	$Y = 3512.3x + 471.8$	0.9938	$0.156 \sim 10.000$
肺	$Y = 3537.5x + 210.9$	0.9913	
肾	$Y = 3261.7x - 627.2$	0.9967	
脑	$Y = 3068.5x + 452.8$	0.9989	

(b) PLA-mPEG 纳米微囊的脏器标准曲线

脏器	标准曲线	相关系数 R^2	浓度范围/(mg/mL)
心	$Y = 5965.3x + 329.7$	0.9984	
肝	$Y = 5317.6x + 380.1$	0.9924	
脾	$Y = 4968.0x + 354.7$	0.9900	$0.156 \sim 10.000$
肺	$Y = 5283.3x + 494.7$	0.9917	
肾	$Y = 5501.2x - 158.6$	0.9981	
脑	$Y = 5762.1x + 218.5$	0.9955	

(c) mPEG-PLA-mPEG 纳米微囊的脏器标准曲线

脏器	标准曲线	相关系数 R^2	浓度范围/(mg/mL)
心	$Y = 8723.2x - 201.85$	0.9995	
肝	$Y = 9195.2x - 862.23$	0.9951	
脾	$Y = 9899.0x - 1230.2$	0.9989	$0.156 \sim 10.000$
肺	$Y = 9913.4x - 964.0$	0.9964	
肾	$Y = 9305.3x - 942.9$	0.9944	
脑	$Y = 8545.1.5x - 438.4$	0.9943	

小鼠一次静脉注射微囊 NaCl 复溶液,脏器中微囊的平均药物浓度随时间变化曲线,见图 5.10。根据血液中和脏器中微囊浓度-时间曲线,采用 Kinetica 4.4 程序分别按一、二、三室模型拟合,根据拟合优度结合 AIC 进行模型判断,PEG 修

饰 PLA 纳米微囊悬浮液在血液和各脏器中的代谢动力学行为均可用双室模型来描述，动力学参数见表 5.6。

表 5.6　微囊体内各脏器代谢动力学研究结果

纳米粒	PLA	PEL	PELE30
$AUC_{0-36\ heart}/(\%Dose\times h)$	15.618	12.342	5.469
$AUC_{0-36\ lung}/(\%Dose\times h)$	168.835	50.982	25.245
$AUC_{0-36\ liver}/(\%Dose\times h)$	1582.820	656.227	294.067
$AUC_{0-36\ spleen}/(\%Dose\times h)$	402.739	168.695	33.105
$AUC_{0-36\ kidney}/(\%Dose\times h)$	250.876	43.272	37.418
$AUC_{0-36\ brain}/(\%Dose\times h)$	29.311	12.96	5.950

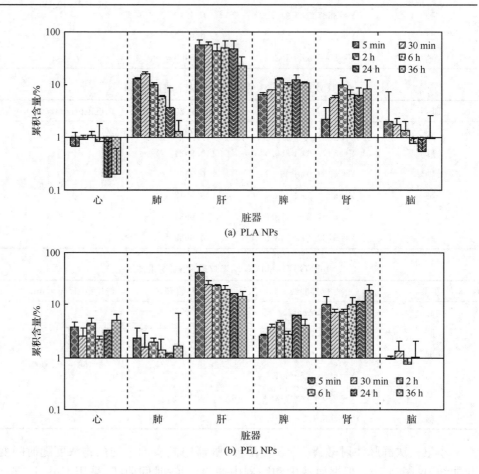

(a) PLA NPs

(b) PEL NPs

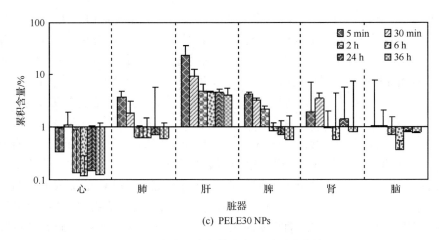

(c) PELE30 NPs

图 5.10　微囊在小鼠体内主要脏器分布情况

从微囊在体内脏器的分布情况和代谢动力学研究结果可知,肝脏是微囊富集最多的脏器。由于肝脏重量在所取脏器中最大,甚至超过了其余所有脏器重量的总和,因此,探求肝脏中微囊分布的过程就是解释微囊体内大致过程的途径。以PLA 微囊为例,从图 5.10(a)和表 5.6 可以大致了解微囊的体内分布过程:微球进入体内后,由于肝脏血流量大,血容量高,因此 5 min 时微囊在肝脏中富集的量很高,占所注射微囊总量的 56.65%。至 2 h 时肝脏中的富集量有所降低,说明微囊随血流分布于全身,趋于平衡。然而在 6 h 时富集量又明显恢复,这说明免疫系统的吞噬作用已经开始,被吞噬的微球逐渐向肝脏等网状内皮系统丰富的器官转移;在 24 h 时微囊分布已基本达到动态平衡;甚至在 36 h 时,肝脏内富集的微囊量仍然维持在一个较高的水平,其 AUC 值也在所有脏器中最高。而随着亲水性 PEG链段的加入,微囊在肝脏的富集量明显降低,尤其是三嵌段 mPEG-PLA-mPEG 微囊,如图 5.10(c),在注射后 5 min 时,肝脏内微囊浓度仅为 PLA 微囊的一半(23.4%),并且在随后的两个小时内,随着微囊分布于全身,肝脏内的富集量下降很快。在静脉注射后 6 h 时,微囊富集量与 2 h 时接近,这说明免疫系统吞噬作用并不明显,微囊能成功地躲避吞噬。此浓度甚至维持到 36 h,说明三嵌段结构的PEG 修饰对吞噬作用有很好的抑制作用。这个结果也是对该种化合物能显著提高微囊血液停留时间的有力解释。

5.1.3　PEG 修饰 PLA 纳米微囊型血液代用品延长体内循环时间的机理

本实验通过复乳化法成功制备了纳米微囊血液代用品,并且进行了体内外动物学评价,对比了三种不同结构的聚合物微囊在相同的粒径下,其物理化学性能和体内长循环之间的明显差异。PLA 作为本实验的对照材料,其制备出的微囊具有很低的表面电荷（−37.67 mV）和很高的亲油性。在与血浆蛋白共培养 2 h 之后，大量的蛋白吸附于聚合物表面。这种对蛋白的强吸附性不可避免地激发了吞噬细胞的吞噬，最终导致了 PLA 纳米微囊的体内循环时间仅仅只有 20 min±5 min。

有研究表明，血浆蛋白的吸附最容易发生在含有大量负电荷的亲油性表面上，本实验也证明了这一点。目前最常用的减少蛋白吸附的方法就是在聚合物表面接入带有亲水性的 PEG 长链，用以改善材料表面的亲水性、提高材料表面电荷使其更倾向于电中性，从而达到长循环的目的。因此本实验对 PLA 进行了表面修饰，通过化学吸附的方法制备了 PEG 化的嵌段共聚物 mPEG-PLA。的确，经过 PEG 修饰的 PLA 微囊具有良好的亲水性，其表面电荷也随着 PEG 的加入向电荷中性靠近。同时，PEG 化的聚合物对血浆蛋白的抗吸附能力大大提高，从而显著降低了吞噬细胞的识别和吞噬。动物体内长循环试验结果表明，微囊表面经 PEG 修饰后（以三嵌段聚合物为例），其血液停留时间比未经修饰的 PLA 微囊延长了 30 倍之多。

同时，为了进一步研究 PEG 化方式对调理蛋白和微囊体内循环时间的影响，我们选用了两种不同结构的嵌段共聚物（mPEG-PLA 和 mPEG-PLA-mPEG）制备微囊，对其物化性能进行表征，并研究了两者对不同蛋白的抗吸附能力的差异。发现不同聚合物结构对微囊表面亲水性和电位影响很大，对不同分子量的血浆蛋白的抗吸附模式也有显著差异。尽管相比未经修饰的 PLA 微囊，两种嵌段共聚物所制备的微囊都延长了微囊在血液中的循环时间，但是，延长程度也和聚合物结构密切相关。分析原因发现，在本实验中，两种嵌段共聚物均是由 PLA 和 PEG 链段组成，其 PEG 所选分子量均为 5 kDa，分子链上 [LA]∶[EG] 均为 70∶30；同时，所制备出的微囊粒径均控制在 200 nm 左右。不同的是两种嵌段共聚物的化学结构。因此，显而易见，影响微囊表面特性和生物学性能的唯一因素是聚合物壳材的化学结构。

理论上说，两亲嵌段共聚物的分子结构中含有亲水链段（如 PEG）和疏水链段（如 PLA）。这两种不同的嵌段通常是热力学不相容的，于是这就导致其在选择性溶剂（如水介质或者有机溶剂）中经自组装而聚集形成胶束。由于 PLA 是亲油链段，在水溶液中极易聚集成核；而 PEG 为亲水链段，在水溶液中极易舒展。因此，对于 mPEG-PLA 的线形链段共聚物来说，其在水溶液中极易形成以 PLA 为内核、PEG 为外壳结构的胶束。假定在水溶液中，所有的 PEG 长链全部伸向外水相溶液中，那么即使是在不同的化学结构下（如两嵌段和三嵌段），相同的 PEG 含量的聚合物微囊表面的 PEG 覆盖率应该是相同的。然而从 XPS 测试结果却发现，在相同的 PEG 含量下，两种嵌段聚合物所制备的微囊表面的 PEG 含量却有很大差别：mPEG-PLA 微囊的表面 PEG 含量为 21.1%，而 mPEG-PLA-mPEG 微囊的表面 PEG 含量却高达 63.7%。从构象的角度来说，微囊表面 PEG 含量越高，其

表面链间距越小,相应的 PEG 链段的移动范围受到很大限制,最终导致微囊表面
PEG 构象的差异。Peracchia 等[12]研究发现,聚合物表面构象的差异明显地影响
着其与蛋白质的作用。因此,我们认为在本实验中对微囊表面特性和抗蛋白吸附
能力以及躲避吞噬作用影响最大的是微囊表面的 PEG 链段构象。

　　前面提到,在水溶液中,两亲链段中的亲水性长链 PEG 会向水中伸展,其形态
随 PEG 在微囊表面的密度的不同而发生显著的变化。当密度低时,PEG 链以盘
曲的"蘑菇"状态存在;随着密度的增加,PEG 的链间距逐渐减小,当小于单链的回
转半径时,链段将以垂直于表面的方向伸展,形成"毛刷"。具体分类见图 5.11。

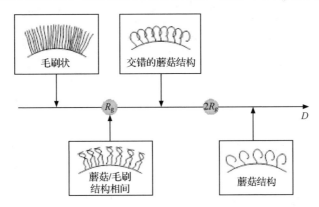

图 5.11　高分子链间距 D 和回转半径 R_g 之间的关系影响着高分子链的构象[13,14]

　　事实上,对于本实验所采用的两种不同的 PEG 修饰形式(两嵌段和三嵌段)的
聚合物来说,很多 XPS 分析已经证明了两者对聚合物表面 PEG 密度的影响。对
于两嵌段聚合物微囊来说,以 mPEG-PLA 为例,其上的 PEG 链段以一部分伸入
聚合物核内一部分伸入外水相的形式存在[8]。尤其是分子量为 5 kDa 的 PEG 链
段,其在微囊表面极易形成"蘑菇"状的形态[15]。而不同于两嵌段聚合物,三嵌段
聚合物 mPEG-PLA-mPEG 微囊表面存在着大量的 PEG 链段。每个聚合物长链
上的 PLA 链段聚集成核,其两端的 PEG 链则伸向外水相中,从而形成"U"形结
构。因此我们推测,在相同的 PEG 摩尔分数下,三嵌段 mPEG-PLA-mPEG 微囊
表面的 PEG 密度高于两嵌段 mPEG-PLA 微囊的 PEG 密度。实际上,本实验的
XPS 测试结果已经证明这个推论的正确性。因此,根据链间距和回转半径的关系
可知,三嵌段聚合物 mPEG-PLA-mPEG 更易形成"交错的蘑菇状"和"蘑菇和毛刷
相间"的结构,即图 5.12(c)和(d)。

　　基于这个推论,提出一个构象模型,并以此来解释不同聚合物结构的不同抗蛋
白吸附的模式。对于表面亲油或者带负电荷的聚合物而言,血浆蛋白的黏附以及
随之而来的吞噬作用是必然的[16],如图 5.12(a)所示。这一点在本实验也的确得
到证实:PLA 薄膜具有很差的润湿性(水接触角为 122.4°±3.2°;溶胀率为 8.2%

±1.5%),用其制备的微囊表面具有很低的负电荷(−37.67 mV±5.4 mV),因此更容易被血浆蛋白黏附(Fg 黏附密度为 0.029 μmol/m^2,BSA 黏附密度为 0.060 μmol/m^2),进而被吞噬细胞识别并吞噬(吞噬率为 48.3%)。

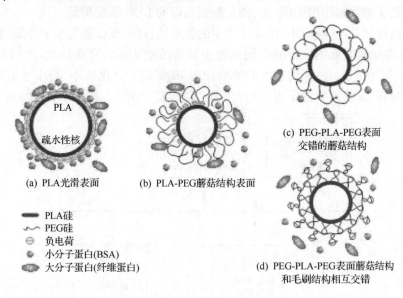

图 5.12　PEG 链段在聚合物微囊表面可能形成的构象

当亲油性的 PLA 表面被亲水性基团 EG 包覆或改性,随即将会在亲油内核表面形成一层较为致密的亲水层。由前文讨论可知,本实验所采用的 PEG 链段分子量为 5 kDa,在微囊表面最易形成"蘑菇结构",如图 5.12(b)所示。这样的蘑菇结构会由于空间位阻效应而抑制蛋白的靠近和吸附。因此在本实验中,两嵌段聚合物 mPEG-PLA 表面具有较高的抗蛋白吸附功能,其对 BSA 的吸附密度降低至 PLA 的 25%,而将 PLA 对 Fg 的吸附量降低至原来的 71%。

有研究表明[17],蛋白吸附与聚合物表面未被亲水基遮盖的部分密切相关。因此,理论上说聚合物表面 PEG 含量越高,其对蛋白的抗吸附能力应该越强。然而,正如图 5.5 所示,聚合物对蛋白的抗吸附能力并非完全如此,两种不同的聚合物对蛋白的抗吸附模式并非完全相同。结合 XPS 结果可以发现,对于每一种蛋白的抗吸附能力都存在一个 PEG 表面密度的"阈值"。具体地说,对于大分子量的血浆蛋白 Fg,当 PEG 表面密度高于 21.1%时,对其并没有更加明显的抑制作用;相反地,对于小分子量的血浆蛋白 BSA,当 PEG 表面密度高于 63.7%时,对其的抑制效果才显现出来。从构象角度来说,对于分子量为 5 kDa 的亲水 PEG 链而言,随着 PEG 表面密度的增加,更易在亲油性内核表面形成"蘑菇向毛刷转变"的构象,如图 5.12(c,d)。显而易见,相比两嵌段 mPEG-PLA"蘑菇状"构象,如图 5.12(b),

更多亲油的 PLA 基团被亲水基团 PEG 所遮盖。因此,我们可以进一步来解释为何两嵌段共聚物和三嵌段共聚物对于不同分子量的蛋白吸附存在不同的抑制模式。

对于大的血浆蛋白而言,如 Fg(340 kDa),其分子体积远远大于微囊表面两相邻 PEG 的链间距,因此很难穿透由柔软的 PEG 链段所形成的空间阻隔层。并且随着 PEG 表面密度的增加,更加不可能再穿透致密的 PEG 链层与亲油性基质 PLA 发生黏附。因此,当微囊表面具有一定量的 PEG 长链(如覆盖率为 21.1%)之后,其对大分子量的血浆蛋白抑制程度都已经达到最大,不会再随着 PEG 密度的增加而显现出更好的抑制效果。相反地,对于小分子量的血浆蛋白来说,如 BSA(67 kDa),由于其分子量较小,因此很容易钻进由较低密度 PEG 链段所形成的较宽的孔道,如图 5.12(b)所示,从而吸附到带有负电荷的 PLA 内核表面上[18]。另外,有研究提出,"蘑菇"构象的聚合物链段在外部侧压的作用下,很容易发生变形,导致较多的亲油表面暴露在外,从而吸引更多的血浆蛋白。因此,"蘑菇"形状构象的聚合物(如本试验中的 mPEG-PLA)并不能非常有效地抑制小分子量蛋白的吸附。但是,如图 5.12(c,d)所示,"蘑菇向毛刷转变"的构象却由于其表面具有几乎完全覆盖的 PEG 亲水层而能有效抑制 BSA 的靠近和吸附。因此,在本实验中,只有三嵌段聚合物 mPEG-PLA-mPEG 能有效抑制小分子蛋白的吸附。

由于血浆蛋白的吸附能促进吞噬细胞的吞噬[11],由以上蛋白吸附的结果可以推论:三嵌段聚合物 mPEG-PLA-mPEG 能够有效抑制吞噬细胞的吞噬。这一点可以由体外吞噬细胞试验和体内脏器分布试验很好地验证。从图 5.7 和图 5.9 可以看出,亲油性的 PLA 经两端 PEG 修饰可以显著降低吞噬细胞的吞噬作用,从而大大提高微囊在血液中的循环时间。

另外需要补充说明的是,"蘑菇向毛刷转变"构象对于微囊表面电荷和亲水性的影响也是相当显著的。PLA 是亲油性的带负电荷长链,当 PEG 引入 PLA 链段后,其不带电荷长链将占据 PLA 微囊表面负电荷所在的位置,并且 PEG 含量越多,被占据的负电荷就越多,所得到微囊的表面电荷就越倾向于电中性。巧合的是,在本实验中,三嵌段 mPEG-PLA-mPEG 微囊表面电荷为 -2.23 mV,接近中性,表明带负电荷的 PLA 内核几乎完全被 PEG 所覆盖,如图 5.12(c,d)所示。这个结论也是对本研究所提出的图示模型的验证。同理,正是由于亲水长链 PEG 的完全覆盖,同时有研究表明每个 PEG 链段都能吸附 2~3 个水分子,使得聚合物有更强大的溶胀能力和更小的水接触角即亲水性能。

前面我们研究了不同聚合物对纳米微囊包封率的影响,结果显示在相同 PEG 摩尔分数的情况下,二嵌段聚合物 PEL 微囊的包封率高于三嵌段聚合物 PELE 微囊。这一点同样也可以通过"构象"理论来解释。从图 5.12 可以看出,三嵌段聚合物微囊表面的 PEG 含量远远高于二嵌段聚合物微囊,由 PEG 长链所形成的致密的"云层"不仅能够防止血浆蛋白的吸附,同样也可以阻碍对血红蛋白的包埋,所以 PELE 微囊的血红蛋白包埋量远远小于 PEL 微囊。

5.2　PEG 修饰三嵌段聚合物微囊型血液代用品的理化特性与生物性能

上一节的研究中对 PLA 纳米微囊进行了 PEG 表面改性,结果表明 PEG 亲水链的柔韧性的确使纳米微囊的空间结构发生改变,从而降低了血浆蛋白的吸附并有效躲避了吞噬细胞的识别和摄取。尤其是对于三嵌段 mPEG-PLA-mPEG 聚合物微囊,其表面电荷接近中性,且具有良好亲水性,所表现出很强的抗蛋白吸附能力。吞噬细胞试验和体内分布试验证明,三嵌段 PEG-PLA 共聚物与两嵌段共聚物相比,能更加有效地延长微囊在动物体内的血液循环时间。

在此基础上,本节对三嵌段共聚物进行更加深入的研究。旨在考察相同聚合物结构和相同 PEG 分子量的情况下,不同 PEG 摩尔分数对微囊物理化学性能,以及对微囊动物体内外性能的影响。

5.2.1　PEG 修饰三嵌段聚合物对微囊物理化学性能的影响

表 5.7 的实验采用的是实验室自行设计的 UHD 装置完成。从结果可以看出,实验能够很好地控制微囊的粒径,三种类型的微囊粒径相差不大。另外,PLA 嵌段聚合物纳米微粒的 ζ 电位绝对值随着 PEG 摩尔分数的增加而减小。这一点可以从构象的角度来分析。当微囊内核 PLA 与水分子接触时,水分子会解离 PLA 链上的羧基产生负电荷。而当 PEG 引入 PLA 长链后,以 mPEG-PLA-mPEG 分子链为例,PEG 的羟基会与 PLA 的羧基相缩合,从而减少了纳米微囊表面可离子化的羧基数量,降低了 PLA 表面被水解电离的概率。同时,PEG 长链也会覆盖纳米粒子的表面游离的羧基,随着 PEG 的百分含量的增加,其在 PLA 链上的覆盖程度就越大,其表面所暴露出的负电荷越少,故相应的 ζ 电位绝对值也越小。

表 5.7　不同 PEG 修饰三嵌段聚合物微囊的粒径和表面电荷

样品	平均粒径/nm	表面电荷/mV
mPEG-PLA-mPEG(5%)	140.0±8.3	−22.8±1.25
mPEG-PLA-mPEG(15%)	142.9±12.5	−13.6±0.79
mPEG-PLA-mPEG(30%)	139.5±4.9	−2.23±0.34

采用前面相同的方法分析,发现三种聚合物微囊的背散射光谱均显示出相当好的稳定性,随时间的变化,其背散射透光率变化很小。对于 PELE15 和 PELE30

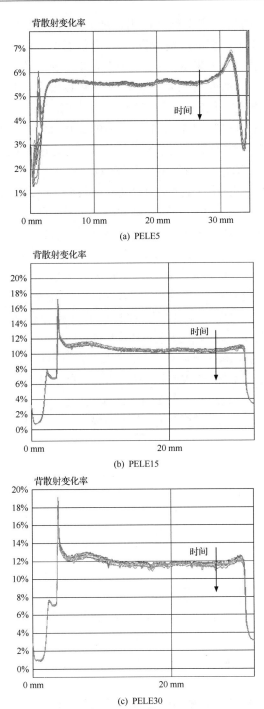

图 5.13　微囊悬浮稳定性考察

(a～c) PELE5,PELE15 和 PELE30 纳米微囊的背散射光谱图

体系来说,几乎没有出现宏观上的上层出油或者下层沉淀的现象。但 PELE5 体系却随时间变化出现了典型的沉淀现象:底部背散射率升高,同时顶部的背散射率有少量下降。从透过率角度来看,由于三种微囊悬浮液的透过率不为零,因此必须补充分析透过率随时间的变化规律。从图 5.13 可以看出,随 PEG 含量的增加,微囊的透过率变化逐渐趋于稳定,当 PEG 含量为 5% 时,其透过率减小了 7.69%;当 PEG 含量增加至 15%,其透过率仅有 4.90% 的变化;而对于 PEG 含量为 30% 的微囊悬浮体系,其稳定性最好,经过 5 天的测试,其透过率仅下降了 1.29%。显然,PEG 含量的升高能显著改善微囊的悬浮稳定性。

众所周知,PEG 长链具有空间位阻效应。随着 PEG 含量的升高,存在于微囊表面的 PEG 密度也增大。当微囊被大量的高分子长链所包裹,粒子之间产生了相互排斥,彼此无法靠近,从而增加了微囊悬浮液的稳定性。

图 5.14 所示为不同 PEG 含量修饰三嵌段聚合物: PLA, PELE5%, PELE15% 和 PELE30% 材料薄膜的静态水接触角和吸水率的测试结果。从图中可以看出,由于聚乳酸 PLA 是疏水性材料,因此其静态水接触角和吸水率分别为 122.4°±3.2° 和 8.2%±1.5%;用 PEG 改性后的材料静态接触角发生明显下降,并且 PEG 含量越大,静态接触角越小(PELE5%,PELE15% 和 PELE30% 的接触角分别为 70.9°±2.1°,45.3°±4.6°,20.7°±1.4°)。同样,对于改性后的聚合物材料来说,它们的吸水率都较 PLA 有明显提高,并且随着相应 PEG 含量的增加而增大:PELE5% 为 13.5%±2.3%,PELE15% 为 20.5%±3.1%,PELE30% 为 30.6%±3.7%。这表明改性材料的亲水性能随 PEG 含量的增加而提高。

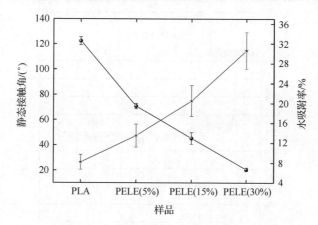

图 5.14　不同 PEG 含量修饰三嵌段聚合物对微囊表面的亲水性的影响

5.2.2　PEG 修饰三嵌段聚合物对微囊躲避吞噬行为的影响

采用前述方法建立三种微囊在大鼠血浆中的浓度-荧光含量标准曲线的回归

方程：PELE5 微囊：$y = 0.4851x + 8.2999$，$R^2 = 0.9994$；PELE15 微囊：$y = 0.7295x + 6.3971$，$R^2 = 0.9996$；PELE30 微囊：$y = 71.1842x + 7.065$，$R^2 = 0.9996$。

　　本实验对 5％、15％和 30％三种不同 PEG 摩尔分数的三嵌段聚合物 mPEG-PLA-mPEG 所制备的纳米微囊粒子进行了巨噬细胞吞噬的评价，图 5.15 显示与不同种类样品共培养后的巨噬细胞的相差和荧光照片。图中巨噬细胞显示，随 PEG 含量的增加，与微囊共培养的巨噬细胞在激发作用下发出的荧光强度逐渐减弱。这说明表面 PEG 的程度对躲避吞噬细胞吞噬具有重要作用。

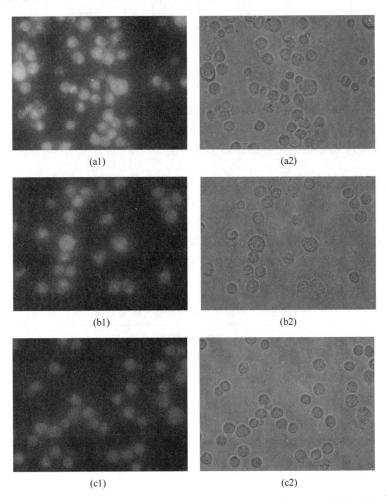

图 5.15　与载血红蛋白的微囊在 37℃下共培养 30 min 后鼠腹腔巨噬细胞的相差和荧光照片
(a1,b1,c1)荧光照片；(a2,b2,c2)相应的相差照片

　　结果如图 5.16 所示。与定性结果相对应，随 PEG 含量的增加，微囊被吞噬细

胞吞噬的总量降低。具体地说,与吞噬细胞共培养 30 min 后,PELE5 微囊被吞噬量为 23.2%,当 PEG 含量增加到 15%时,PELE15 的被吞噬量降低到 13.8%;含有 30%PEG 的 PELE30 微囊的被吞噬量最低,只有 15.6%,说明其抑制吞噬的效果最好,更加验证了上面所提的 PEG 的"隐形"效应。

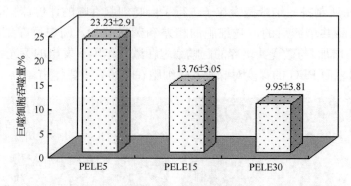

图 5.16　吞噬细胞与不同种类纳米微囊共培养 30 min 后的吞噬量比较

5.2.3　微囊在动物体内血液循环动力学研究

采用前述方法建立三种微囊在大鼠血浆中的浓度-荧光含量标准曲线的回归方程:PELE5 微囊:$y = 426.38x - 11.392, R^2 = 0.9994$;PELE15 微囊:$y = 536.49x + 37.877, R^2 = 0.9999$;PELE30 微囊:$y = 705.43x - 63.735, R^2 = 0.999$。方法学分析结果表明,该套定量测定包埋血红蛋白的纳米微囊在血液残留含量的方法稳定可靠,可以用于对不同 PEG 含量嵌段共聚物微囊在血液中的循环动力学进行定量研究(表 5.8)。

表 5.8　微囊在血液中的百分含量变化

样品		血液中微囊百分含量/%								
	时间	0.25 h	0.5 h	1 h	2 h	3 h	6 h	12 h	24 h	36 h
PELE5	Mean	63.41	53.25	51.17	45.15	44.83	36.30	34.26	30.46	27.83
	RSD	6.34	5.33	5.12	4.51	4.48	3.63	3.43	3.05	2.78
PELE15	Mean	66.93	56.77	50.82	44.17	41.24	37.71	36.63	35.25	33.07
	RSD	6.69	5.68	5.08	4.42	4.12	3.77	3.66	3.52	3.31
PELE30	Mean	66.37	60.45	57.47	54.65	53.29	50.53	47.95	45.73	43.68
	RSD	6.64	6.04	5.75	5.47	5.33	5.05	4.79	4.57	4.37

大鼠一次静脉注射微囊 NaCl 复溶液,绘制出的各种微囊的平均血药浓度-时间曲线,见图 5.17(a)。研究结果表明,PEG 修饰的 PLA,不论是三嵌段还是两嵌段聚合物,用其制备的微囊在血液中的半停留时间均明显长于 PLA 微囊。在本

节,进一步研究了 PEG 化程度对半停留时间的影响。从表 5.8 和图 5.17 可以看出,在粒径相同的情况下,微囊表面的 PEG 化程度显著影响微囊在血液中的循环时间。具体地说,如图 5.17(a),在 24 h 时,PELE5 纳米微囊在血液中的残留量有30.5%,而 PELE15 微囊则有 35.3%。残留量最高的是 PELE30 微囊,在 24 h 时,仍有总注射量 45.7% 的微囊存在于血液中,并且到 36 h 时仍保持高的水平。说明PEG 化程度的提高也利于延长微囊在血液中的循环时间。另外,微囊表面的物理化学性能可以看出,随 PEG 含量的增加,聚合物的亲水性显著提高,所制备的微囊表面负电荷随之减少,从蛋白吸附角度来讲,这两个特性更能抑制蛋白的靠近和吸附,从而避免被吞噬细胞过早地吞噬。因此,随着 PEG 含量的提高,微囊在动物血液中的停留时间大大延长。尤其是含有 30%PEG 的三嵌段聚合物微囊,其体内循环半衰期达到 10 h 左右,比 PELE5 延长了 3 倍,比亲油性 PLA 微囊的半停留时间延长了 30 倍。

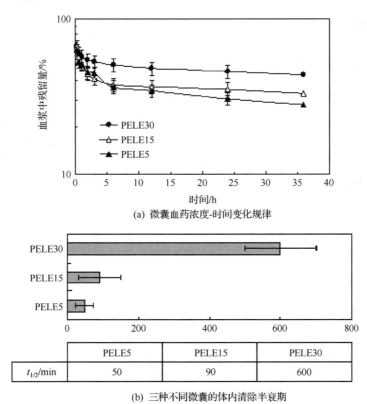

(a) 微囊血药浓度-时间变化规律

	PELE5	PELE15	PELE30
$t_{1/2}$/min	50	90	600

(b) 三种不同微囊的体内清除半衰期

图 5.17 微囊在血液中的循环时间

另外,从代谢动力学角度来说,由表 5.9 可知,对于大致相同的注射量,不同微囊的血药浓度-时间曲线下面积 AUC_{0-36} 有明显差异。亲水性较差的 PELE5 微囊在血液中的 AUC 值为 1222%Dose×h,随着亲水长链 PEG 含量的增加,其在血液中的 AUC 值也有所提高。说明 PEG 含量的提高可以提高微囊在血液中的生物利用度。同时,随着 PEG 含量的增加,微囊在血液中的清除率(Cl)明显降低,其对应的长循环时间也显著增加。尤其对于 PEG 摩尔分数为 30% 的 PELE30 微囊,其在血液中含量一直维持较高水平,并在静脉注射 6 h 之后只有微量的变化,即使是在静脉注射 36 h 以后,仍有 43.7% 的微囊存在。可见,PEG 含量为 30% 的三嵌段聚合物 mPEG-PLA-mPEG 所制备的微囊具有良好的长循环效应,该种聚合物能显著延长微囊的血液循环时间。

表 5.9　微囊的体内代谢动力学参数

纳米粒	PELE5	PELE15	PELE30
$AUC_{0-36\ plasma}/(\%Dose\times h)$	1221.960	1331.49	1733.29
Cl/h^{-1}	0.016	0.007	0.005
$MRT_{0-36\ plasma}/h$	110.879	234.939	256.564

5.2.4　聚合物微囊的 PEG 修饰程度影响体内循环时间的机理

微囊表面的亲疏水性及电荷是影响微囊与调理蛋白吸附结合力大小的重要因素,从而影响到吞噬细胞对其识别和吞噬的快慢。一般而言,微囊的表面疏水性越大则其对调理蛋白的结合力越强。吞噬细胞对其吞噬作用也就越强;由于血液本身富含多种离子,有研究表明聚合物微囊表面的负电荷往往使微囊表面相对于正电荷或中性表面在体内更易被清除,而中性表面最适合用于延长微囊在体内的循环时间。因而,要延长微囊在体内的循环时间,通过增加其表面亲水性及减少表面电荷的表面修饰是最有效的方法。

PEG 是常用的亲水性的中性电荷嵌段。作为一种聚醚高分子物质,PEG 具有良好的亲水性和生物相容性,在体内无免疫原性,已通过美国 FDA 批准用于人体内。上一节的研究已经证实:在疏水的 PLA 链段中引入亲水性的 PEG 链段后,使微囊中性化,可以较大地提高共聚物的亲水性,减小微囊表面的电荷数量。经亲水性 PEG 修饰的 PLA 纳米粒,用于静脉给药时,血液清除和 RES 摄取显著减小。本节研究发现,PEG 含量的增加对于降低 ζ 电位绝对值和提高微囊聚合物表面亲水性也有直接的影响。正如上一节所讨论的,由 PEG 含量相同的聚合物所制备的微囊,其表面性能随聚合物结构的不同而发生变化。XPS 研究表明,对于三嵌段 mPEG-PLA-mPEG 微囊,由于其聚合物上的 PEG 链段均迁移到微囊表面,故其表面的实际 PEG 密度比两嵌段的 mPEG-PLA 微囊的表面高出许多。正因为两种微囊表面的构象发生很大变化,造成了两种微囊在体内的分布存在巨大差异。在本节,我们希望基于前面所提到的三嵌段聚合物微囊表面的"蘑菇向毛刷转变"的构象,进一步探讨 PEG 含量的增加如何改变聚合物表面的构象,并以此来解释 PEG 含量对微囊体内外分布情况的影响。

上一节的 XPS 结果可知,即使在相同的 PEG/PLA 摩尔分数的情况下,三嵌段聚合物 mPEG-PLA-mPEG 微囊表面的 PEG 密度显著高于二嵌段 mPEG-PLA 微囊,这可能是由于三嵌段聚合物微囊中大量 PEG 长链均伸入外水相中造成的。因此,对于在本节中所采用的相同化合物结构的共聚物,我们可以像其他研究人员一样[19-23],先假设所有来自三嵌段聚合物中的 PEG 链段均迁移到微囊表面。在此基础上,我们可以建立一个理论模型来确定微囊表面每一个 PEG 长链所占的面积 S 和聚合物中 PEG 含量 f 之间的关系。假设每一个微囊表面的 PEG 链段数量为 n,根据球形面积公式可知,每个 PEG 链所占面积 S 与链段数量 n 之间的关系是:

$$S = \pi d^2/n \tag{5.1}$$

实际上,n 与 PEG 摩尔分数 f 之间也存在以下关系:

$$n = mfN_A/M_{PEG} \tag{5.2}$$

式中,N_A 为 Avogadro 常数(6.02×10^{23});M_{PEG} 为 PEG 长链的分子量;m 为单个纳米微囊的质量,其与微囊的粒径关系是:

$$m = 4\pi\rho(d/2)^3/3 \tag{5.3}$$

式中,ρ 为每个微囊的密度,有研究表明,$\rho = 1.27$ g/cm³。

因此我们最终得到微囊表面每个 PEG 长链所占的面积 S 与 PEG 摩尔分数 f 之间的关系式:

$$S = 6M_{PEG}/(dN_A f\rho) \tag{5.4}$$

对于本研究所探讨的微囊,所选用的 PEG 分子量 M_{PEG} 均为 5 kDa,因此公式(5.4)可以简化为(5.5):

$$S = k \times \frac{1}{df} \tag{5.5}$$

式中,$k = 6M_{PEG}/(N_A\rho)$。

从式(5.5)可以看出,当 PEG 分子量相同时,单个 PEG 分子链所占的面积与其摩尔分数和微囊的粒径的乘积成反比。

通过计算可得到 PELE5,PELE15 和 PELE30 微囊表面的单个 PEG 所占面积以及相邻两 PEG 链段间距离,见表 5.10。

表 5.10　单个 PEG 链段在三种微囊表面上所占的面积

样品	粒径/nm	PEG 含量/%	每个 PEG 链所占面积/nm²	PEG 链间距/nm
PELE5	140.0±8.3	5	5.6056	2.3676
PELE15	142.9±12.5	15	1.8042	1.3432
PELE30	139.5±4.9	30	0.9410	0.97

　　从表 5.10 可以看出,在 PEG 分子量相同、粒径分布接近的情况下,微囊表面单个 PEG 链段所占的面积和相邻两个 PEG 链的间距随 PEG 含量的增加而减少。也就是说,PEG 含量越高,其在微囊表面的密度越大,从而引起了微囊表面电荷绝对值的降低、亲水性的升高等物理化学性质变化。PEG 链密度增加也是有效躲避吞噬细胞吞噬和延长动物体循环时间的最主要的原因。当 PEG 含量由 5% 增加到 30% 时,微囊表面的 PEG 链间距由 2.36 nm 缩短到 0.97 nm,其被吞噬细胞吞噬的量减少了 14%;故而体循环时间有了显著的提高,由原来的 50 min 延长至 600 min。

　　研究了血浆蛋白对不同 PEG 含量修饰的聚合物薄膜的吸附,结果表明,不论是大分子量的纤维蛋白原还是小分子量的血清白蛋白,聚合物 PELE30 对两者的抗吸附能力都是最强的。这个结果与 Jeon 等[24]的结果相一致。另外,他们在研究中发现,小分子量的血浆蛋白,如 BSA,其形态接近球形并且半径在 2 nm 左右;而大分子量的血浆蛋白,如 Fg,其半径约在 6～8 nm;并且他们提出微囊表面 PEG 链间距必须≤1 nm 才能有效抑制小蛋白的吸附;当链间距≤1.5 nm 时才能有效抑制大蛋白的吸附。从表 5.10 可以看出,只有 PELE30 的 PEG 链间距≤1 nm。因此在本研究中只有 PELE30 微囊可以同时抑制小分子蛋白和大分子蛋白的吸附。

　　正因为这样高密度 PEG 链的覆盖,使得 PELE30 微囊具有非常突出的抑制吞噬细胞吞噬的能力,从而减少了其在 RES 脏器中的分布,明显延长了微囊在血液中的停留时间。

5.3　不同表面电荷聚合物微囊型血液代用品的体内行为研究

　　前面研究了不同聚合物结构微囊和不同含量 PEG 的嵌段共聚物微囊的特性和血液循环动力学,本实验通过采用不同表面活性剂改变微囊的表面电位,考察不同表面电荷的纳米微囊在血液循环及脏器分布中的变化,进一步优化制备体内长循环的纳米微囊的方法。

5.3.1　不同电荷微囊在大鼠血浆和脏器中的浓度标准曲线

　　同上述方法,不同浓度荧光标记的不同电荷聚合物型微囊溶液对血液中的荧光强度作图,得标准曲线和直线回归方程:$FI = 42.758C + 6.0276 (R^2 = 0.9991)$,线性范围为 0.225～20 mg/mL。不同浓度荧光标记的纳米聚合物微囊溶液在各脏器中的直线回归方程及 R^2 值列于表 5.11 中。

　　结果表明,血液中荧光标记的纳米微囊在浓度 0.025～20 mg/mL,各脏器组织微囊浓度在 0.15625～10 mg/mL 范围内均成良好的线性关系。

表 5.11 表面修饰微囊在各脏器中的直线回归方程

脏器	直线回归方程	R^2
心	FI= 872.32C−20.185	0.9995
肝	FI= 919.52C−86.223	0.9991
脾	FI= 989.90C−123.02	0.9989
肺	FI= 991.34C−96.404	0.9994
肾	FI= 930.53C−94.294	0.9994
脑	FI= 854.51C−43.840	0.9994

5.3.2 不同表面电荷微囊的血液停留时间

为了考察载血红蛋白聚合物微囊的表面电位对微囊在血液循环中停留时间的影响,实验用不同表面活性剂修饰的聚合物微囊进行静脉注射,微囊悬浮液给药剂量为 10 mL/kg(小鼠体重),考察微囊血液循环停留时间。血液样品的采集点设在经尾静脉输注后 5 min,15 min,30 min,1 h,2 h,3 h,6 h,12 h,24 h 和 48 h。注射用的样品性质列于表 5.12 中。

表 5.12 使用不同表面活性剂修饰的聚合物微囊的粒径和 ζ 电位

样品编号	表面活性剂	平均粒径/nm	PDI	ζ电位/mV
S1	—	167±5.4	0.200	−19.5±1.1
S2	0.1% CTAB	192±9.3	0.164	+5.46±0.31
S3	0.1% SDS	155±8.2	0.158	−36.3±2.3

不同表面电荷的微囊血液存留量-时间关系曲线如图 5.18 所示,体内半停留

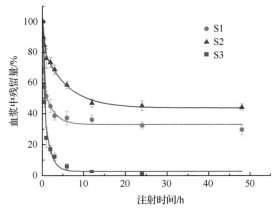

图 5.18 不同表面电位的微囊在血液循环中的残留量随时间的变化情况

时间如图 5.19 所示。实验结果表明,不同表面电位的微囊 S1,S2 和 S3 在血液中的半停留时间分别为 1.2 h,11.0 h 及 0.35 h,其中表面电位较低的 S2 样品的血液中半停留时间最长,是 S1 的 9 倍,是 S3 的 30 倍。显然纳米微囊的表面电位是影响其在血液循环时间的重要影响因素之一。从各微囊在血液循环中残留量随时间的变化可以看出,采用 SDS 作为表面活性剂制得的微囊由于表面电位绝对值很高,微囊在血液循环中迅速地被清除。相反,采用 CTAB 作为表面活性剂的微囊,表面呈正电性,ζ 电位值较低,血液循环时间得到有效的延长,实验结果表明微囊在静脉注射入大鼠体内 48 h 后仍有 40% 的微囊存在于血液循环中。

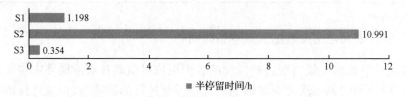

图 5.19　不同表面电位的微囊的体内半停留时间

从微囊的血液循环停留时间的测定和巨噬细胞吞噬活性试验结果对应可以看出,微囊的低表面电位绝对值均对微囊躲避吞噬和延长血循环停留时间有利。说明微囊型血代品从血循环中被清除主要与巨噬细胞的识别和吞噬有关,微囊的血循环停留时间与巨噬细胞吞噬微囊的活性有很好的相关性。

值得注意的是,所有的聚合物微囊的血液循环曲线都可以分为两个阶段:初期阶段微囊迅速被清除阶段和后期阶段微囊残留量稳定。这可能是由于纳米微囊经静脉注射进入体内后,通过血液循环立即分布到各个脏器中,使得血液中的纳米微囊含量迅速降低,经过一定时间后各器官及血液中的纳米微囊含量达到动态平衡,使得血液循环中的微囊量趋于稳定。

5.3.3　不同表面电荷微囊的体内分布

微囊注射入体内后,逐渐地从血液循环中被清除出去,富集在一些主要的脏器。为了定量检测粒子从小鼠血液循环中的清除途径以及在体内的分布状况,将香豆素-6 标记的样品冻干粉配制成生理盐水的悬浮液。分别将 S1 和 S2 微囊悬浮液经静脉注射进入小鼠的体内,在注射后确定的时间点取脏器样检测其中标记粒子的含量。检测结果见图 5.20 和图 5.21。

定量考察纳米微囊经静脉输注后的体内分布情况,用荧光染料香豆素-6 标记。其中 S1 微囊样品是未采用离子型表面活性剂制得的表面带负电性纳米微囊。如图 5.20,在实验的 48 h 内,肝脏的富集量最多,注射 15 min 后就高达 23%。随着时间的推移,富集量呈逐渐降低的趋势,但基本保持在 5% ～ 10% 之间。其次是肾脏、脾脏及肺部,微囊富集量在 2% ～5% 范围内波动。心脏和脑部的富集量

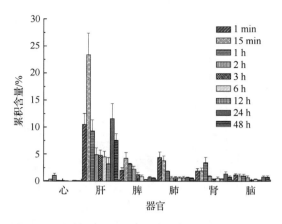

图 5.20　注射 48 h 后 S1 微囊在各脏器中的累积量

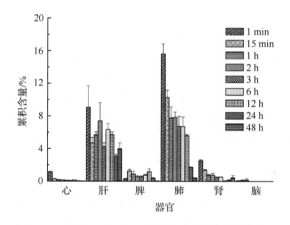

图 5.21　注射 48 h 后 S2 微囊在各脏器中的累积量

均很少,在 48 h 内均在 1.2% 以内。

　　S2 微囊样品是采用 CTAB 作为表面活性剂制得的表面呈正电性的纳米微囊。如图 5.21,在实验的 48 h 内,肺部的富集量明显最多,从 1 min 时的 15.6%,15min 时的 10.3%,至 12 h 时仍能检出 5.6%。其次是肝脏,在 48 h 内始终能检测出 3%~9% 的量。肾脏及脾脏的微囊量相对较低,而脑部和心脏 15 min 后基本上检测不到微囊量。

　　从 S1 和 S2 样的结果可以看出,无论是表面负电性的 S1 还是表面正电性的 S2,在 48 h 内心脏及脑部的微囊聚集量都很少,低于 1.2%,这说明心脏和脑部都不是微囊主要富集的器官。微囊被静注入体内后主要分布于肝脏、脾脏、肾脏及肺部。为了更清楚地给出这些脏器富集量的对比关系,图 5.22 给出注射 15 min 后不同样品在各脏器的微囊累积量。

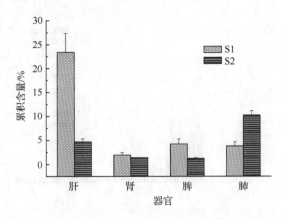

图 5.22　注射 15 min 后 S1 和 S2 在主要脏器中的累积量

　　从图 5.22 中可以清楚地看到,两种不同表面电位的聚合物微囊在静注入小鼠体内 15 min 后,肝脏、脾脏和肺部的微囊富集量有显著的不同。表面带负电性且表面电位绝对值较高的 S1 微囊在肝部的富集量约是表面呈正电性的 S2 微囊的 5 倍;在脾脏内的富集量约是 S2 的 2 倍。这是因为肝脏、脾脏是重要的 MPS 器官,表面呈负电性且电位绝对值较高的纳米微囊更容易被这两个器官中的 MPS 识别,并被快速清除,而表面电位较低的纳米微囊能有效地躲避这些 MPS 的摄取。然而 S2 微囊在肺部的分布量明显高于 S1 微囊,约是其 2 倍。这可能是由于肺部富集了大量的毛细血管,表面呈电性的纳米微囊更容易被毛细血管壁吸附。

5.4　聚乙二醇/水溶性壳聚糖协同修饰微囊血液代用品的理化特性与生物性能

　　目前,用于纳米微囊表面修饰的聚合物材料主要包括:聚乙二醇(PEG)、聚多糖、聚乙烯醇等。在本章第 5.1,5.2 节的研究中,我们对纳米 PLA 微囊进行 PEG 表面修饰,结果表明经 PEG 修饰后微囊的表面电荷接近中性,且具有良好的水溶性,而且 PEG 分子在微囊表面可形成一层类似于“毛刷状”的结构,从而有效地躲避巨噬细胞的吞噬、延长体内循环时间,减少肝、脾的摄取[25-27]。肝素、葡聚糖等多糖类物质已被证明可以延长纳米粒在体内的血液循环时间和减少巨噬细胞的吞噬[28-30]。壳聚糖作为一种重要的多糖,因其优良的生物相容性、生物可降解性、安全无毒和价格低廉等特点在生物学领域得到很多的应用[31]。然而其较低的水溶性限制了其在药物载体领域的广泛应用。近年来,大量的研究工作制备了各种水溶性壳聚糖(WSC),被赋予了优良的亲水性的同时保持了原有的生物学优点[31,32]。但是,关于水溶性壳聚糖在长循环纳米粒方面的应用尚无相关报道。

本研究拟建立一种新颖的聚乙二醇和水溶性壳聚糖协同表面修饰的方法,即聚乙二醇先共价键结合于聚合物壳材 PLA 上,水溶性壳聚糖后物理吸附于微囊表面,以求能更进一步延长可降解纳米聚合物微囊的血液停留时间,同时提高其在生理环境中的稳定性。实验选择了两种水溶性壳聚糖,正电的部分脱乙酰化的壳聚糖(PDC)(50%左右脱乙酰度)和负电的羧丙酰化壳聚糖(CPCTS),并与乳液体系中最常用的稳定剂聚乙烯醇(PVA)[33]进行比较。主要考察采用上述表面修饰方法对纳米微囊的表面性质、悬浮液的稳定性、体外巨噬细胞吞噬、体内血液停留时间和脏器分布的影响,并与聚乙二醇、水溶性壳聚糖单一表面修饰的纳米聚合物微囊进行对比。

5.4.1　聚乙二醇/水溶性壳聚糖(PEG/WSC)协同表面修饰纳米微囊的理化特性

实验以阳离子的部分脱乙酰化的壳聚糖(PDC)和阴离子的 N-羧丙酰化壳聚糖钠(CPCTS)两种水溶性壳聚糖(WSC)为模型,分别研究了其单独修饰或与 PEG 协同修饰对纳米聚合物微囊体内外性能的影响。以传统稳定剂 PVA 和 PEG/PVA 制备的纳米微囊作为对照组。不同表面修饰纳米微囊的物理化学性质结果见表 5.13。激光粒度分析仪测量的各纳米微囊的粒径分布呈单峰,分散指数<0.2,粒径范围为 100～200 nm,符合长循环对纳米微囊粒径的基本要求。从表中可以见出,WSC(PDC 或 CPCTS)组比 PVA 组的粒径大,有效证明了 WSC 覆盖在微囊的表面。PEG/CPCTS 组或 CPCTS 组的粒径分别比对应的 PEG/PDC 组或 PDC 组的粒径略大。此外,还可以看出 PEG 相对于 WSC 对纳米微囊粒径的影响可以忽略。

表 5.13　各种表面修饰纳米微囊的物理化学性质

纳米粒类型	粒径/nm	粒径分布指数	表面电荷/mV	静态接触角/(°)
PEG HbP	143.5	0.196	−16.7±0.5	55.88±0.61
PVA HbP	131.4	0.152	−32.5±1.3	72.56±0.58
PDC HbP	159.1	0.176	13.1±0.3	19.92±1.04
CPCTS HbP	172.2	0.189	−46.7±0.8	11.13±1.12
PEG/PVA HbP	127.6	0.120	−18.9±0.7	62.59±1.37
PEG/PDC HbP	151.9	0.129	4.9±0.4	23.31±0.97
PEG/CPCTS HbP	168.6	0.151	−38.3±1.2	14.06±1.18

WSC 对纳米微囊的表面电荷影响最为显著。对照组 PEG/PVA 纳米微囊带负电,ζ 电位为−18.9 mV,PDC 取代 PVA 对微囊表面进行修饰,表面电荷接近于中性(+4.9 mV)。相反的是,当采用另一种自身带负电的 CPCTS 与 PEG 协同修饰时,微囊表面呈现了绝对值更大的负电性(−38.3 mV)。类似的趋势也可以从

对 PVA、PDC 和 CPCTS 单独修饰的纳米微囊的比较中获得。WSC 表面修饰对纳米微囊表面电荷的显著影响是其有效覆盖在微囊表面的另一有效证据。此外，可以看出微囊表面 PEG 化对 ζ 电位略有影响，也暗示对于 PEG 和 WSC 协同修饰的纳米微囊，PEG 和 WSC 都存在于微囊的表面。

　　WSC 在微囊表面覆盖的第三个有效证据可以从对纳米微囊表面亲水性评价的结果中得到。我们可以看出，从表 5.13 可以看出，对于无论是 PDC、CPCTS 组还是 PEG/PDC、PEG/CPCTS 组，与对照组 PVA 和 PEG/PVA 纳米微囊相比，其表面的静态接触角大大减小，也就是讲其表面的亲水性都大大提高。通过比较还可以看出，PEG 相对 WSC 对微囊表面的亲水性影响不大。

　　纳米微囊的表面性质对于其在悬浮体系中的稳定性至关重要。本研究考察了WSC 覆盖于纳米微囊表面，在模拟血浆环境下对微囊稳定性的影响。PEG、PDC、CPCTS 单独表面修饰和 PEG/PDC、PEG/CPCTS 协同表面修饰纳米微囊悬浮液的背散射变化率（ΔBS）随时间变化的曲线见图 5.23。传统的 PVA、PEG/PVA 制备的纳米微囊作为对照组。经过 120 h 与牛血清的共培养，PEG 组的 ΔBS 变化为9.13%，明显高于其他组，表明其稳定性最低。PDC 组和 PEG/PDC 组的 ΔBS 变化分别为 2.53% 和 1.69%，CPCTS 组和 PEG/CPCTS 组的 ΔBS 变化分别为4.22% 和 3.27%。由此可见，经 WSC（PDC 或 CPCTS）表面修饰纳米微囊悬浮液的稳定性高于传统 PVA 作为稳定剂制备的纳米微囊悬浮液的稳定性，尤其是PEG 与 PDC 组合修饰的纳米微囊表现出最高的稳定性。

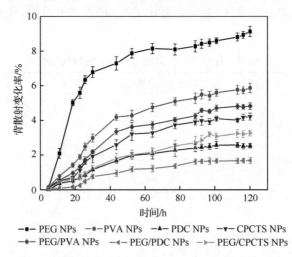

图 5.23　不同高分子表面修饰的纳米微囊在血浆溶液中的背散射变化率（ΔBS）
随时间的变化曲线

5.4.2 PEG/WSC 协同表面修饰纳米聚合物微囊的荧光素的体外释放实验

香豆素-6 标记的各种纳米微囊在体外模拟血浆环境中的释放行为结果如图 5.24 所示。在 72 h 释放过程中,尽管 CPCTS 组的荧光释放量最高,但研究体系中所有纳米微囊的荧光素的释放量都不超过 1%。因此,使用香豆素-6 作为荧光标记物不会对纳米微囊的体内外生物学行为造成明显干扰,标记实验是有效的。

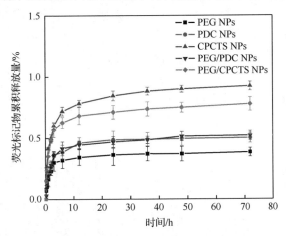

图 5.24 不同表面修饰纳米微囊在体外模拟血浆环境中香豆素-6 的释放行为

5.4.3 PEG/WSC 协同表面修饰纳米聚合物微囊的体外巨噬细胞吞噬实验

分别采用了定性和定量两种方法研究表面性质对巨噬细胞吞噬纳米微囊强弱的影响。首先,分别对 PEG/PDC、PEG/CPCTS 协同表面修饰的纳米微囊和对照组 PEG/PVA 纳米微囊与巨噬细胞共培养后的相差和荧光照片进行比较,如图 5.25 所示。在相同的培养条件下,巨噬细胞显示出的荧光强度由强到弱依次为:PEG/PVA 对照组＞PEG/CPCTS 组＞PEG/PDC 组。由此可见,PEG 与 WSC(PDC 或 CPCTS)协同表面修饰能有效降低巨噬细胞的吞噬,且 PEG/PDC 组合的修饰效果最佳。

采用分析巨噬细胞的荧宝产物来定量分析巨噬细胞对纳米微囊的吞噬强弱。采用单一表面修饰(PEG、PDC、CPCTS)和协同表面修饰(PEG/PDC、PEG/CPCTS)的纳米微囊,在含血浆蛋白的培养液中与巨噬细胞共培养 1 h,定量考察巨噬细胞的吞噬强弱,以传统的 PVA、PEG/PVA 组作为对比,结果如图 5.26 所示。结果显示,单一表面修饰(PEG、PDC 或 CPCTS)纳米微囊的巨噬细胞摄取量分别为 29.6%、24.4%和 25.8%。PEG 与 PDC 或 CPCTS 结合共同修饰纳米微囊的摄取量只有 3.1%和 9.9%,PEG/PDC 组的摄取量与 PDC、CPCTS 组相比分别降低了 7.9 倍和 9.6 倍；PEG、CPCTS 组的摄取量分别是 PEG/CPCTS 组的 3 倍和 2.6 倍。相比之下，传统的 PEG 和 PVA 结合的配方对巨噬细胞的吞噬影响不明显。结果表明 PEG 与 PDC 或 CPCTS 结合共同修饰纳米微囊可有效地削弱巨噬细胞对其的吞噬能力。

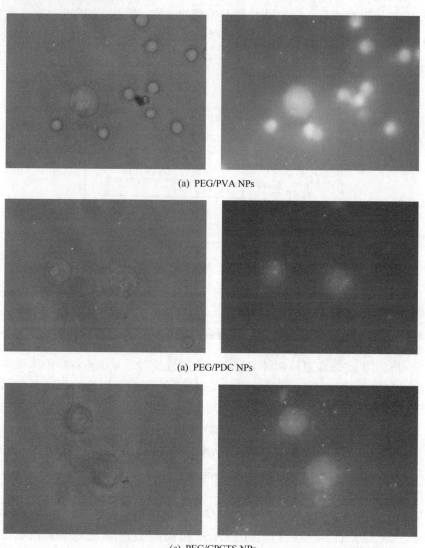

(a) PEG/PVA NPs

(a) PEG/PDC NPs

(c) PEG/CPCTS NPs

图 5.25　相差(左)和荧光(右)显微镜观察在模拟血浆环境中鼠腹腔巨噬细胞对不同表面修饰纳米微囊的吞噬情况

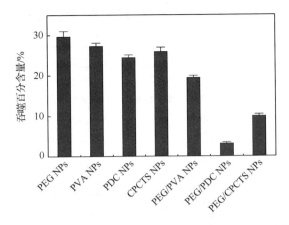

图 5.26　在模拟血浆环境中巨噬细胞对不同表面修饰纳米微囊吞噬的定量分析

5.4.4　PEG/WSC 协同表面修饰纳米聚合物微囊型血液代用品的体内行为

建立了表面修饰纳米聚合物微囊在大鼠血浆中的浓度标准曲线,表 5.14 的结果表明,各纳米微囊血液样品在 0.03125~1.00 mg/mL 浓度范围内均呈现良好的线性关系,符合定量测定要求。

表 5.14　纳米微囊在血浆中的浓度-荧光强度标准曲线

样品	标准曲线	相关系数 R^2	浓度范围/(mg/mL)
PVA NPs	$y=5.02105+15.45953x$	0.9998	
PEG NPs	$y=6.15361+13.25968x$	0.9994	
PDC NPs	$y=4.72198+16.47063x$	0.9996	
CPCTS NPs	$y=8.41542+13.16227x$	0.9998	0.03125~1.00000
PEG/PVA NPs	$y=6.09264+9.45990x$	0.9997	
PEG/PDC NPs	$y=4.70208+11.55075x$	0.9999	
PEG/CPCTS NPs	$y=7.09761+14.5749x$	0.9995	

表 5.15 表明各纳米微囊脏器样品在 0.15625~10.00 mg/mL 浓度范围内均呈现良好的线性关系,符合定量测定要求。

1. 表面修饰纳米聚合物微囊在血液中的循环情况

为了更清楚地了解静脉注射后的纳米微囊在体内的血液循环情况,将不同的表面修饰纳米微囊经尾静脉注射,给药剂量为 10 mL/kg(小鼠体重),考察其血液停留时间。各种配方的血药浓度-时间曲线如图 5.27 所示,血液半停留时间如图 5.28

表5.15　纳米微囊在各个脏器液中的浓度-荧光强度标准曲线

(a) 对照组 PEG/PVA 纳米微囊的脏器标准曲线

脏器	标准曲线	相关系数 R^2	浓度范围/(mg/mL)
心	$y=-9.08654+61.4728x$	0.9993	
肝	$y=-7.95371+52.93218x$	0.9993	
脾	$y=-31.29482+72.50509x$	0.9997	
肺	$y=-11.57921+53.8112x$	0.9991	$0.15625\sim10.00000$
肾	$y=-9.55375+63.06578x$	0.9991	
脑	$y=-7.91054+50.50103x$	0.9994	

(b) PEG/PDC 协同表面修饰纳米微囊的脏器标准曲线

脏器	标准曲线	相关系数 R^2	浓度范围/(mg/mL)
心	$y=-19.35696+91.25562x$	0.9993	
肝	$y=-16.21567+79.53892x$	0.9997	
脾	$y=-17.81125+85.77448x$	0.9992	
肺	$y=-15.34875+84.88679x$	0.9993	$0.15625\sim10.00000$
肾	$y=-21.72217+92.27518x$	0.9994	
脑	$y=-21.30425+82.90119x$	0.9995	

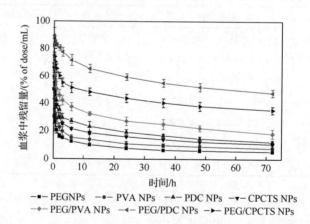

图 5.27　不同表面修饰纳米微囊的血药浓度-时间变化曲线

所示。从图中可以看出,PEG、PDC 或 CPCTS 单独修饰的纳米微囊在血液中被快速清除,静脉给药后 3 h 在血液中的残留量分别为 15.46%、29.81% 和 25.56%。当采用 PEG/PDC 或 PEG/CPCTS 协同表面修饰,纳米微囊在血液中的停留时间大大延长。PEG/PDC 组和 PEG/CPCTS 组经静脉注射 72 h 后,血液中的存留量分别为 49.03% 和 37.67%。PEG/PDC 组的血液半停留时间为 63.5 h,是 PEG 组

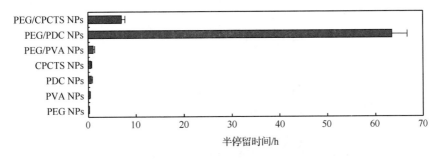

图 5.28　不同表面修饰纳米微囊的血液半停留时间

的 302 倍，是 PDC 组的 96 倍。相比之下，PEG/CPCTS 组的血液半停留时间为
7.1 h。对照组 PEG/PVA 的血液半停留时间为 1.1 h。同时可以看出，所有的纳
米微囊的血液清除动力学曲线呈双相变化，开始阶段的快速清除和随后的缓慢清
除。特别的是，对于 PEG/PDC 组，在静脉注射后的前 3 h，血液清除速率有较为明
显的延缓。

2. 表面修饰纳米聚合物微囊体内脏器分布

本研究选择具有最长血液停留时间的 PEG/PDC 协同表面修饰的纳米微囊来
考察其静脉注射后体内脏器分布情况。传统的 PEG/PVA 纳米微囊作为对照组
用以比较。经尾静脉注射进小鼠体内 72 h 后的主要脏器分布见图 5.29，各脏器浓
度-时间曲线下的面积（AUC）如表 5.16 所示。从图中可以看出，纳米微囊在各个
脏器的富集和清除模式各不相同。纳米微囊在体内的主要富集脏器依次为肝脏、
肾脏、脑部、脾脏、肺部和心脏。其中在肝脏的富集最为明显。PEG/PDC 组，与
PEG/PVA 对照组相比，在肝脏和肾脏的富集量显著降低，在肺部和心脏中变化不
大，在脾脏和脑部有所增加。值得注意的是，两种纳米微囊在肝脏的分布方式不
同。对于 PEG/PDC 组，静注 5 min 后富集量达到最高值为 8.5%，随后是清除相。
而对于 PEG/PVA 对照组，静注 15 min 内肝脏的富集量迅速增加到 24.5%，随后
开始降低。在静注 15 min 时，PEG/PDC 组在肝脏的富集量为 PEG/PVA 对照组
的 30%。肝脏中巨噬细胞（Kupffer 细胞）对 PEG/PDC 组吞噬的减弱与微囊在血
液中前 15 min 的滞留具有一定的相关性。此外，PEG/PDC 组在肾脏的富集量为
对照组 PEG/PVA 对照组的 61%。PEG/PDC 组在脾脏的富集量为 PEG/PVA
对照组的 1.4 倍。在脑部，PEG/PDC 组的富集略有增加。两种纳米微囊在肺部
和心脏的富集量均较少，可忽略不做比较。

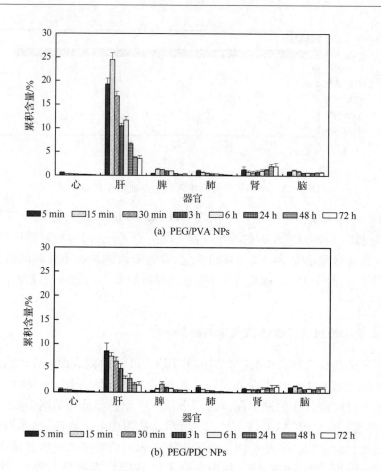

图 5.29　各种表面修饰纳米微囊以 10 mL/kg 剂量注射进小鼠体内 72 小时的脏器分布

表 5.16　PEG/PDC 协同表面修饰纳米微囊和对照组 PEG/PVA 纳米微囊的脏器分布

器官	PEG/PVA NPs		PEG/PDC NPs		PEG/PDC NPs 与
	AUC_{0-72}[a]	T/P[b]	AUC_{0-72}[a]	T/P[b]	PEG/PVA NPs 面积比
血浆	1857.06	1	3962.86	1	2.13
心	10.52	0.006	11.04	0.003	1.05
肝	367.48	0.198	151.62	0.038	0.41
脾	26.91	0.014	37.32	0.009	1.39
肺	13.84	0.007	13.79	0.003	1.00
肾	123.23	0.066	74.95	0.019	0.61
脑	46.71	0.025	59.11	0.015	1.27

a. AUC_{0-72}(% · h),0～72 h 的药物浓度-时间曲线下的面积;
b. 器官和血浆面积比。

5.4.5　讨论

众所周知,作为微囊型血液代用品,有效地行使体内携氧-释氧功能不仅需要具备完善的理化性能,体内长循环性质也是尤为重要的。本研究在前期工作的基础上,采用了一种新颖的聚乙二醇(PEG)和水溶性壳聚糖(WSC)协同表面修饰的方法,用以构建"隐形"的核-壳式纳米微囊,疏水的 PLA 作为药物的"储库",亲水的 PEG 和 WSC 链协同覆盖于微囊的表面并伸展到外部水环境中。研究了两种WSC,阳离子部分脱乙酰化的壳聚糖(PDC)和阴离子 N-羧丙酰化壳聚糖(CPCTS)。PVA 是目前制备聚酯类药物载体最为常用的稳定剂[34],在本研究中作为对照组与其他方法表面修饰的纳米微囊进行比较。

对不同方法表面修饰的纳米微囊的理化性质的比较有利于更清楚地了解其对体内外生物学行为的影响。在复乳法工艺过程中,表面改性剂是通过从外水相中物理吸附到微囊表面的,方法简单,不需要化学反应。在本研究中,粒径的增加、表面电荷的改变和表面亲水性的提高都证明了 PDC、CPCTS 能有效地覆盖于纳米微囊的表面。带正电的 PDC 和带负电性的 PLA 之间的静电吸引力使得 PDC 有效吸附于微囊的表面上。此外,由于其两亲性的特点[35],PDC 分子也倾向于在微囊表面形成单分子层排列。而对于带负电的 CPCTS,可能是其结构中丙酰基团与PLA 链之间的疏水相互作用和其他某种微弱的作用,使其能够覆盖在微囊表面上。

大量的研究结果显示,PVA 分子在微囊表面能够形成稳定的网络层,通常难以通过普通的清洗步骤去除,因此能够阻止粒子间的团聚[36]。然而,目前很少有关于 WSC 分子起稳定性作用的报道。WSC 提高纳米微囊的稳定的作用机理可能为:WSC 大分子的亲水链从微囊表面伸展到外水相中所形成的空间位阻效应,阻止了微粒之间的聚并和絮凝。相比之下,PEG 单独存在于微囊表面时,使之处于不稳定的状态,可能是缺乏像 PVA 或 WSC 这样的大分子的保护。Coombes等[37]也发现了类似的结果。值得注意的是,尽管表面电荷接近于中性,相对于PEG/CPCTS 组和 PEG/PVA 组,PEG/PDC 组表现出了较高的稳定性。本实验前期研究表明,PDC 在浓度为 0.5% 左右时,表现出良好的乳化性能,甚至比表面活性剂 Tween-60 效果还好[36]。因此可以推断出,PDC 的两亲性,能够降低油水相间的界面张力,从而形成稳定的乳剂。

如前所述,血液停留时间对于微囊型血代品的生物有效性至关重要。体内MPS 系统的巨噬细胞吞噬是纳米微囊从血液中快速清除的主要原因。因此,在开展体内实验之前,首先进行体外吞噬细胞实验用来预测各种纳米微囊被体内巨噬细胞吞噬的强弱。另外,血浆蛋白的吸附被认为是吞噬性识别的关键因素,因此体外细胞吞噬实验时使用血浆蛋白培养液来模拟体内环境,从而保证调理过程的存在。从对体内血液停留时间和体外巨噬细胞吞噬结果的比较可以得出,体外吞噬量越低,体内循环时间越长。也就是说,纳米微囊的体内生物学行为与在体外与巨噬细胞的作用之间存在一定的相关性。因此,体外巨噬细胞吞噬的结果可以用来预测纳米微囊在体内的血液停留时间。

PEG/WSC 协同表面修饰的纳米微囊和对照组 PEG/PVA 对照组在巨噬细胞吞噬、血液停留时间和脏器分布方面存在显著的差异。由于 PEG/WSC 组和 PEG/PVA 组采用相同的乳化制备工艺,粒径范围都在 $100 \sim 200$ nm 之间。因此,可以判断这两种纳米微囊生物学行为的不同主要归因于表面吸附的 WSC 和 PVA 所起的作用不同。WSC 具有较强的亲水性,在水环境中能吸附较多的水分子环绕于微囊的表面,形成“水层”,从而有效阻止血浆蛋白的疏水性吸附。相比之下,PVA 分子的亲水性不如 WSC 分子,因此推断这是 PVA 分子不如 WSC 能有效降低蛋白吸附的主要原因。有研究显示,疏水的微囊表面相比于亲水的表面,其吸附的调理蛋白增多,从而增强巨噬细胞的吞噬和体内的快速清除[38]。从某种意义上,PVA 相对较弱的排斥调理蛋白的能力可能与它部分地掩盖了 PEG 的“隐形”性质有关。PVA 因为能在微囊表面形成交联的网络,所以可能会阻碍 PEG 链的柔韧性和亲水性的作用。另一方面,大分子的 WSC 链吸附到微囊表面的方式可能不同于 PVA 分子,从而对表面存在的 PEG 链产生积极的影响。也就是说,PEG 链在 WSC 链的存在下依然能有效发挥其抑制蛋白吸附的能力,甚至还可能会增强,源于 PEG 链与 WSC 链存在于同一微囊表面所产生的一种协同效应。

PEG、PDC 和 CPCTS 单独表面修饰纳米微囊,不能够有效降低巨噬细胞的吞噬和延长体内血液循环时间。然而,采用协同修饰方法,无论是 PEG/PDC 组合还是 PEG/CPCTS 组合,都表现出有效抑制巨噬细胞的吞噬和血液停留时间的延长,呈现 PEG 与 WSC 之间的协同效应。此外,两种协同组合的效果也不尽相同,可能归因于两种 WSC 之间的性能差异。由于这两种 WSC 都具有良好的亲水性,其微囊表面的静态接触角差不多,都可以在微囊表面形成有效的“水层”,因此,表面的亲水性应该不是决定两者之间差异的主要原因。基于以上考虑,认为有以下两种可能的机理。

第一种可能的机理是 WSC 对微囊表面电荷的影响。体外研究已证实,表面电荷与蛋白调理之间存在必然的联系,在相同粒径的前提下,表面中性的粒子相比带电的粒子引起较低的调理发生[39]。PDC 由于其质子化的氨基带正电,因此可以中和负电性的 PLA 囊核,使表面电性接近于中性;而对于 CPCTS,由于其结构中羧基的存在而带有负电,经表面修饰后,微囊表面带有更大绝对值的负电。因此,PEG/PDC 组合通过调节微囊表面电荷有效抑制了与血浆蛋白之间的静电吸附作用,从而躲避了巨噬细胞的吞噬,延长了血液停留时间。相反的是,对于 PEG/CPCTS 组合,由于其绝对值较大的表面电荷表现出对血浆蛋白较强的吸引力,从而引起相对较强的吞噬。

第二种可能是关于微囊表面 PEG 构型的不同。微囊表面的三维结构被认为对调理过程有重要的影响[40]。粒子表面的链密度和聚合物的分子构型这两方面之间是相互影响的[41]。有理论认为,表面的 PEG 链可能呈现出类似"蘑菇"或"毛刷"的构型,取决于表面的 PEG 链密度。"毛刷"构型能够更有效地抑制或推迟调理蛋白的吸附[42]。基于此我们可以假设,由于 PDC 分子良好的两亲性,能够克服 PEG 链之间的渗透压,牢固地吸附于微囊的表面,使得微囊表面的链密度增加。因此,相对刚性的 PDC 链所产生的空间位阻效应使得 PEG 链更加的伸展、柔韧。因此,PEG 和 PDC 组合能够在微囊表面呈现出较为致密的"毛刷"构型,增强了抵制调理蛋白吸附的能力。另一方面,CPCTS 在吸附到微囊表面的过程中受 PEG 链之间的渗透压力的控制,因此吸附到微囊表面的分子链相对较少,导致表面的链密度降低,相应的 PEG 链的伸展性降低,通常贴近于微囊表面。所以,当 PEG 与 CPCTS 一起修饰时,在微囊表面更倾向于形成"蘑菇"构型。为了更好地了解这些现象背后的机理,今后的工作将研究微囊表面 PEG 与 PDC 或 CPCTS 共同存在时的构型流体力学。

总之,虽然 PEG/PDC 组合和 PEG/CPCTS 组合都能够大大提高微囊表面的亲水性,但是,PEG/PDC 组合既能够有效调节微囊表面的电荷接近中性,又呈现出致密的"毛刷"构型,从而能更有效地起到"隐形"作用。

纳米微囊从血液中清除的主要途径是被体内的 MPS 器官捕获。由于肝脏是主要的 MPS 器官,因此血液停留时间的延长和肝脏富集量降低之间是存在一定相关性的。PEG/PDC 组在肝脏富集量的显著降低可能因为其修饰的"隐形"表面有效躲避了肝脏巨噬细胞的识别,从而降低了富集量。脾脏富集量的略微增加被认为是 PEG/PDC 组在血液中停留时间延长,使其能够到达其他 MPS 器官,比如说脾脏[43]。PEG/PDC 组相比与 PEG/PVA 对照组,在肾的富集量有所降低,可能的原因是 PEG/PDC 的协同作用使得微囊的囊壁更加致密,从而降低了在长时间的血液循环过程中荧光素的脱落而富集到肾脏中。当纳米粒的粒径大于 200 nm 时,会被肺部的毛细血管床截留[44]。PEG/PDC 组和 PEG/PVA 对照组两种微囊在肺部的聚集量都较少,说明在体内 72 h 的血液循环过程中没有发生粒子的团聚和沉降。

5.5　脂质体纳米微囊的研究简况

1980 年,以脂质体为材料的载血红蛋白微囊被成功制备出来。与游离血红蛋白相比,提高了血液停留时间,但是还远远不够。此后,众多科研工作者开始致力于研究脂质体型血液代用品,这些研究课题组有:Beissinger 等、Domokos 和

Schmidt 等、Farmer 等、Gaber 等、Hunt 和 Burnette 等、Miller 等、Mobed 和
Chang 等、Nishiya 等、Phillips 等、Rudolph 等、Szeboni 等、Takahashi 等、Tsuchida
和 Sakai 等、Palmer 等。其中开展了大量研究以提高其血液循环时间,如调节粒
径、表面电荷、采用唾液酸、PEG 等物质进行表面修饰等。Phillips 等先考察了粒
径对血红蛋白脂质体体内停留时间的影响,如图 5.30 所示,粒径为 136.2 nm、
165.5 nm、209.2 nm、275 nm 和 318 nm 的脂质体的血液半停留时间分别为 21.7
h、26.5 h、24.9 h、18.7 h 和 8.9 h[45]。又考察了表面电荷和 PEG 修饰对脂质体体
内循环时间和脏器分布的影响,图 5.31 结果表明,表面呈电中性、PEG 表面修饰
的脂质体半停留时间最长。脏器分布结果表明肝脏、骨髓和脾脏内的脂质体富集
量最多[46]。Taguchi 和 Urata 等制备了 PEG 修饰的脂质体,其体内半停留时间、
悬浮稳定性、水溶性等大大提高,且具有较低的免疫原性和抗原性[47]。Palmer 等

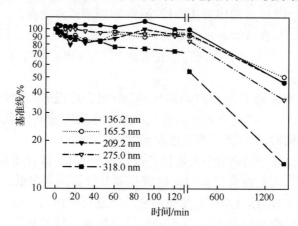

图 5.30　不同粒径脂质体的体内循环动力学曲线

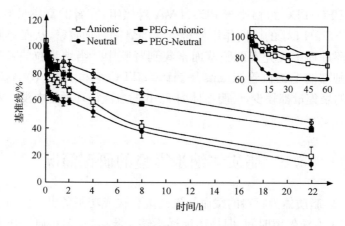

图 5.31　不同表面电荷脂质体的体内循环动力学曲线

报道采用肌动蛋白网络与脂质体水核复合体作为载体包埋血红蛋白,能够大大延长其血液循环时间,图5.32结果表明,最长体内半停留时间已超过72 h[48]。

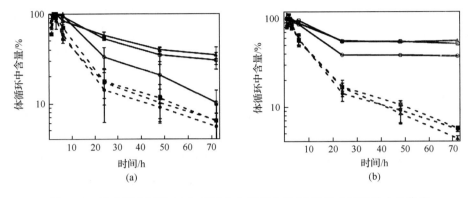

图5.32　肌动蛋白网络(a)与脂质体水核复合体(b)的体内循环动力学曲线

5.6　小　　结

1) 亲水性PEG修饰亲油性PLA微囊后,其表面负电荷减少,亲水性增加;XPS研究结果显示,当PEG/PLA摩尔比相同时,两嵌段共聚物mPEG-PLA微囊表面所含有的PEG链段密度远远小于三嵌段共聚物mPEG-PLA-mPEG微囊的PEG密度。在两嵌段共聚物微囊表面易形成"蘑菇"状构象,而三嵌段共聚物微囊表面则易向"毛刷"结构改变;三嵌段共聚物对两种不同分子量的蛋白分子都具有很强的抗吸附能力,而两嵌段共聚物仅能抑制大分子量的血浆蛋白吸附;与二嵌段共聚物微囊相比,三嵌段共聚物微囊能够更加有效地躲避吞噬细胞的识别和吞噬,进而最大限度地延长微囊在血液中的半停留时间。

2) PEG-PLA三嵌段共聚物微囊随PEG摩尔分数的增加,表面电荷接近中性且表面亲水性增强,体外吞噬细胞摄取率有降低趋势。从理论上推导出,当PEG分子量相同时,单个PEG分子链所占的面积与其摩尔分数和微囊粒径的乘积成反比。通过计算得出,随着PEG含量的增加,微囊表面PEG密度增加,因此能更加有效地躲避吞噬细胞的吞噬,延长体内循环时间。

3) 聚合物微囊的表面电位是影响其血液循环时间的重要因素,表面电位绝对值较低的纳米微囊在血液循环中的半停留时间较长。其血液循环曲线都可以分为两个阶段:初期微囊迅速被清除阶段和后期微囊残留量稳定阶段。聚合物微囊经静脉注射进入体内后主要分布于肝脏、肾脏、脾脏和肺部,而脑部及心脏分布量很少。不同表面电位的微囊在体内主要脏器中的分布不同。表面呈正电荷的微囊相对于表面呈负电性的微囊在肝脏、脾脏等重要的MPS器官中分布较少,从而验证了表面呈正电荷且电位较低的纳米微囊能有效地躲避 MPS 的摄取。表面呈正电荷的纳米微囊更容易被肺部的毛细血管吸附,因此其在肺部的富集量较多。

4) 采用一种新颖的 PEG/WSC 协同表面修饰可降解聚合物纳米微囊的方法:PEG 共价键结合于聚合物壳材 PLA 上,WSC 物理吸附于微囊表面。所制备的表面修饰的纳米微囊的粒径范围为 100~200 nm,粒径分散指数<0.2;WSC 对纳米微囊的表面性质有显著影响。不管是 WSC 单独还是与 PEG 协同,都能够大大提高微囊表面的亲水性。PEG/PDC 组合能够调控微囊表面的电荷接近于中性(+4.9 mV),PEG/CPCTS 组合使得微囊表面的电荷呈现绝对值更大的负电性(-38.3 mV);PEG 单独表面修饰的纳米微囊,其悬浮液的稳定性不高。WSC 单独或与 PEG 协同表面修饰后,都可有效提高纳米微囊悬浮液的稳定性;与 PEG 或 WSC 单独表面修饰相比,PEG 与 WSC 的协同表面修饰能够有效地躲避巨噬细胞的吞噬和延长纳米微囊的血液停留时间;PEG 与两种 WSC 之间的组合效果不同,PEG/PDC 组合对于抑制巨噬细胞的吞噬和延长血液停留时间效果最好。PEG/PDC 组和 PEG/CPCTS 组的血液半停留时间分别为 63.5 h 和 7.1 h,大大高于传统 PEG/PVA 组合的 1.1 h。

参 考 文 献

[1] Kim J C, Lee E O, Kim J Y, Bae S K, Choi T B, Kim J D. Hemolytic and antifungal activity of liposome entrapped amphotericin B prepared by the precipitation method. Pharm Dev Technol, 1997. 2(3): 275-284

[2] Kim J H, Song M J, Roh H W, Shin Y C, Kim S C. The *in vitro* blood compatibility of poly(ethylene oxide)-grafted polyurethane/poly styrene interpenetrating polymer networks. J Biomat Sci-Polym E, 2000, 11(2): 197-216

[3] Kim H R, Andrieux K, Delomenie C, Chacun H, Appel M, Desmaële D, Taran F, Georgin D, Couvreur P, Taverna M. Analysis of plasma protein adsorption onto PEGylated nanoparticles by complementary methods: 2-DE, CE and Protein Lab-on-chip® system. Electrophoresis, 2007, 28(13): 2252-2261

[4] Chern C S, Lee C K, Kuan C, Liu K C. Adsorption of BSA on the amphiphilic PEG graft copolymer-coated particles. Colloid Polym Sci, 2005, 283(8): 917-924

[5] Grafahrend D, Calvet J L, Klinkhammer K, Salber J, Dalton P D, Möller M, Klee D. Control of protein adsorption on functionalized electrospun fibers. Biotechnol Bioeng, 2008, 101(3): 609-621

[6] Gref R, Lück M, Quellec P, Marchand M, Dellacherie E, Harnisch S, Blunk T, Müller R H. "Stealth" corona-core nanoparticles surface modified by polyethylene glycol (PEG): Influences of the corona (PEG chain length and surface density) and of the core composition on phagocytic uptake and plasma protein adsorption. Colloid Surface B, 2000, 18 (3-4): 301-313

[7] Simard P, Hoarau D, Khalid M N, Roux E, Leroux J C. Preparation and *in vivo* evaluation of PEGylated spherulite formulations. BBA-Biomembranes, 2005, 1715(1): 37

[8] Jeffrey S H, Peracchia M T, Bomb A, Lotan N, Langer. Nanotechnology for biomaterials engineering: structural characterization of amphiphilic polymeric nanoparticles by ¹H NMR spectroscopy. Biomaterials, 1997. 18(1): 27-30

[9] 吴治海,蒲彪. 果蔬汁悬浮稳定性研究. 食品工业科技. 2006. 27(4):188-191

[10] 周祖康,顾锡人,马季铭. 胶体化学基础. 北京大学出版社. 1987:240-242

[11] Zahr A S,Davis C A,Pishko M V. Macrophage uptake of core-shell nanoparticles surface modified with poly(ethylene glycol). Langmuir,2006,22(19): 8178-8185

[12] Peracchia MT,Vauthier C,Passirani C,Couvreur P,Labarre D. Complement consumption by poly(ethylene glycol) in different conformations chemically coupled to poly(isobutyl 2-cyanoacrylate) nanoparticles. Life Sci,1997,61:749-761

[13] Vonarbourg A,Passirani C,Saulnier P,Benoit J P. Parameters influencing the stealthiness of colloidal drug delivery systems. Biomaterials,2006,27(24):4356-4373

[14] Claesson P M,Blomberg E,Fröberg J C,Nylander T,Arnebrant T. Protein interactions at solid surfaces. Adv Colloid Interfac,1995. 57:161-227

[15] Michel R,Pasche S,Textor M,Castner D G. Influence of PEG architecture on protein adsorption and conformation. Langmuir,2005,21(26):12327-12332

[16] Nussbaum O,Rott R,Loyter A. Fusion of influenza virus particles with liposomes:Requirement for cholesterol and virus receptors to allow fusion with and lysis of neutral but not of negatively charged liposomes. J Gen Virol,1992,73(Pt11):2831-2837

[17] Österberg E,Bergström K,Holmberg K,Schuman T P,Riggs J A,Burns N L,Van Alstine J M,Harris J M. Protein-rejecting ability of surface-bound dextran in end-on and side-on configurations:Comparison to PEG. J Biomed Mater Res,1995,29(6):741-747

[18] Shan X Q, Yuan Y, Liu C S, Xu F, Sheng Y. Comparison of the PLA-mPEG and mPEG-PLA-mPEG copolymers nanoparticles on the plasma protein adsorption and *in vivo* biodistribution. Soft Matter,2009,5:2875-2883

[19] Gref R,Domb A,Quellec R,Blunk T,Müller R H,Verbavatz J M,Langer R. The controlled intravenous delivery of drugs using PEG-coated sterically stabilized nanospheres. Adv Drug Deliver Rev,1995,16 (2-3): 215-233

[20] Gref R,Minamitake Y,Peracchia M T,Trubetskoy V,Torchilin V,Langer R. Biodegradable long-circulating polymeric nanospheres. Science,1994,263 (18):1600-1603

[21] Verecchia T,Spenlehauer G,Bazile D V,Brelier A M,Archimbaud Y,Veillard M. Non-stealth (poly(lactic acid/albumin)) and stealth (poly(lactic acid-polyethylene glycol)) nanoparticles as injectable drug carriers. J Control Release,1995,36(1-2): 49-61

[22] Bazile D,Prud'homme C,Bassoullet M T,Marlard M,Spenlehauer M,Veillard M. Stealth Me. PEG-PLA nanoparticles avoid uptake by the mononuclear phagocytes system. J Pharm Sci-US,1995,84 (4):493-498

[23] Vittaz M,Bazile D,Spenlehauer G,Verrecchia T,Veillard M,Puisieux F,Labarre D. Effect of PEO surface density on long-circulating PLA-PEO nanoparticles which are very low complement activators. Biomaterials,1996,17(16): 1575-1581

[24] Jeon S I,Lee J H,Andrade J D,Gennes P G. Protein-surface interactions in the presence of polyethylene oxide:I. Simplified theory. J Colloid Interf Sci,1991,142 (1):149-158

[25] Fontana G,Licciardi M,Mansueto S,Schillaci D,Giammona G. Amoxicillin-loaded polyethylcyanoacrylate nanoparticles:Influence of PEG coating on the particle size,drug release rate and phagocytic uptake. Biomaterials,2001,22(21):2857-2865

［26］Zahr A S,Davis C A,Pishko M V. Macrophage uptake of core-shell nanoparticles surface modified with poly(ethylene glycol). Langmuir,2006,22(19):8178-8185

［27］Avgoustakis K,Beletsi A,Panagi Z,Klepetsanis P,Karydas A G,Ithakissios D S. PLGA-mPEG nanoparticles of cisplatin：*In vitro* nanoparticle degradation,*in vitro* drug release and *in vivo* drug residence in blood properties. J Control Release,2002,79(1-3):123-135

［28］Jaulin N,Appel M,Passirani C,Barratt G,Labarre D. Reduction of the uptake by a macrophagic cell line of nanoparticles bearing heparin or dextran covalently bound to poly(methyl methacrylate). J Drug Target,2000,8(3):165-172

［29］Passirani C,Barratt G,Devissaguet J P,Labarre D. Long-circulating nanoparticles bearing heparin or dextran covalently bound to poly(methyl methacrylate). Pharm Res,1998,15(7):1046-1050

［30］Lemarchand C,Gref R,Couvreur P. Polysaccharide-decorated nanoparticles. Eur J Pharm Biopharm,2004,58(2):327-341

［31］Sashiwa H,Kawasaki N,Nakayama A,Muraki E,Yamamoto N,Aiba S. Chemical modification of chitosan. 14：(1) Synthesis of water-soluble chitosan derivatives by simple acetylation. Biomacromolecules,2002,3(5):1126-1128

［31］Chen C L,Wang Y M,Liu C F,Wang J Y. The effect of water-soluble chitosan on macrophage activation and the attenuation of mite allergen-induced airway inflammation. Biomaterials,2008,29(14):2173-2182

［33］Sahoo S K,Panyam J,Prabha S,Labhasetwar V. Residual polyvinyl alcohol associated with poly (D,L-lactide-co-glycolide) nanoparticles affects their physical properties and cellular uptake. J Control Release,2002,82(1):105-114

［34］Zambaux M F,Bonneaux F,Gref R,Maincent P,Dellacherie E,Alonso M J. Influence of experimental parameters on the characteristics of poly(lactic acid) nanoparticles prepared by a double emulsion method. J Control Release,1998,50(1-3):31-40

［35］Wang J,Liu C S,Chi P. Aggregate formation and surface activity of partially deacetylated water-soluble chitin. Res Chem Intermed,2008,34:169-79

［36］Boury F,Ivanova T,Panaiotov I,Proust J E,Bois A,Richou J. Dynamic properties of poly(DL-lactide) and polyvinyl alcohol monolayers at the air/water and dichloromethane/water interfaces. J Colloid Interface Sci,1995,169:380-92

［37］Coombes A G,Tasker S,Lindblad M,Holmgren J,Hoste K,Toncheva V. Biodegradable polymeric microparticles for drug delivery and vaccine formulation：The surface attachment of hydrophilic species using the concept of poly(ethylene glycol) anchoring segments. Biomaterials,1997,18(17):1153-1161.

［38］Luck M,Paulke B R,Schroder W,Blunk T,Muller R H. Analysis of plasma protein adsorption on polymeric nanoparticles with different surface characteristics. J Biomed Mater Res,1998,39(3):478-485

［39］Roser M,Fischer D,Kissel T. Surface-modified biodegradable albumin nano-and microspheres. Ⅱ：Effect of surface charges on *in vitro* phagocytosis and biodistribution in rats. Eur J Pharm Biopharm,1998,46(3):255-263

［40］Peracchia M T,Vauthier C,Passirani C,Couvreur P,Labarre D. Complement consumption by poly(ethylene glycol) in different conformations chemically coupled to poly(isobutyl 2-cyanoacrylate) nanoparticles. Life Sci,1997,61(7):749-761

［41］Kenworthy A K,Simon S A,McIntosh T J. Structure and phase behavior of lipid suspensions containing phospholipids with covalently attached poly(ethylene glycol). Biophys J,1995,68(5):1903-1920

[42] Vonarbourg A,Passirani C,Saulnier P,Benoit J P. Parameters influencing the stealthiness of colloidal drug delivery systems. Biomaterials,2006, 27(24):4356-4373

[43] Peracchia M T,Fattal E,Desmaele D,Besnard M,Noel J P,Gomis J M. Stealth PEGylated polycyanoacrylate nanoparticles for intravenous administration and splenic targeting. J Control Release,1999,60(1): 121-128

[44] Geze A,Chau L T,Choisnard L,Mathieu J P,Marti-Batlle D,Riou L. Biodistribution of intravenously administered amphiphilic beta-cyclodextrin nanospheres. Int J Pharm,2007,344(1-2):135-142

[45] Awasthi V D,Garcia D,Goins B A,Phillips W T. Circulation and biodistribution profiles of long-circulating PEG-liposomes of various sizes in rabbits. Int J Pharm,2003,253:121-132

[46] Awasthi V D,Garcia D,Klipper R,Goins B A,Phillips W T. Neutral and anionic liposome-encapsulated hemoglobin:Effect of postinserted poly(ethylene glycol)-distearoylphosphatidylethanolamine on distribution and circulation kinetics. Pharmacol Exp Ther,2004,309:241-248

[47] Taguchi K, Urata Y, Anraku M, Watanabe H, Kadowaki D, Sakai, H. Hemoglobin Vesicles, Polyethylene Glycol (PEG)ylated Liposomes Developed as a Red Blood Cell Substitute, Do Not Induce the Accelerated Blood Clearance Phenomenon in Mice. Drug Metab Dispos, 2009,37(11):2197-2203

[48] Li S L,Nickel J,Palmer A F. Liposome-encapsulated actin-hemoglobin (LEAcHb) artificial blood substitutes. Biomaterials,2005,26: 3759-3769

第6章 纳米微囊型血液代用品体内外携氧-释氧性能

和人体天然红细胞相同,以血红蛋白为基础的人工血液代用品最主要的功能是携氧-释氧,用于给缺氧组织输送氧气,或用于器官保存及其他需氧治疗。因此,提高和优化人工血液代用品的携氧-释氧性能是其研究开发的关键和核心。

一般来讲,氧气进入血液后,主要以物理溶解和化学结合的方式存在。其中,物理溶解氧占很少的一部分,常压下(1个大气压下),每 100 mL 血液可物理溶解 0.3 mL 的氧气,约占氧运输量的 1.5%。但这部分氧在临床上具有重要的意义,因为只有游离的氧才能被组织细胞所利用,结合氧也必须转变为游离氧后才能进入组织,参与机体的新陈代谢。化学结合,即进入血液中的氧与血红蛋白结合形成"氧合血红蛋白",也被称为结合氧。结合氧是氧在体内的主要运输方式。正常情况下,成人每 100 mL 血液含血红蛋白 14.0 g,每克血红蛋白可结合 1.34 mL 的氧气,约占氧运输量的 98.5%。

通常,血红蛋白在肺部临时与氧分子结合。在氧分压高时,血红蛋白分子中 Fe^{2+} 与氧结合形成氧合血红蛋白(OxyHb);在氧分压低时,又与氧解离,在身体的组织中释放出氧气,成为去氧血红蛋白(DeoxyHb),由此实现氧的转运功能。血红蛋白由两个 α 亚基和两个 β 亚基构成,每个亚基又由一条肽链和一个血红素分子构成,肽链在生理条件下会盘绕折叠成球形(亦称为珠蛋白),将血红素分子包裹在里面。血红素是含 Fe^{2+} 的卟啉化合物,可以结合一个氧原子,与氧结合之后的珠蛋白结构发生变化,造成整个血红蛋白结构的变化,这种变化使得第二个氧分子相比于第一个氧分子更容易寻找血红蛋白的另一个亚基结构,而它的结合会促进第三个氧分子的结合,以此类推直到构成血红蛋白的四个亚基分别与四个氧分子结合。而在组织内释放氧的过程也是这样,一个氧分子的解离会刺激另一个解离,直到完全释放所有的氧分子,这就是血红蛋白携氧-释氧的协同效应。由于协同效应,血红蛋白与氧气的结合曲线呈 S 形(如图 6.1),在特定范围内随着环境中氧含量的变化,血红蛋白与氧分子的结合率有一个剧烈变化的过程,生物体内组织中的氧浓度和肺组织中的氧浓度恰好位于这一突变的两侧,因而在肺组织,血红蛋白可以充分地与氧结合,在体内其他部分则可以充分地释放所携带的氧分子。因此,血液代用品的制备过程应尽可能地保留血红蛋白的分子结构和携氧性能。

携氧-释氧性能是血液代用品有效性评价的重要指标[1, 2]。目前微囊型血液代用品体内外携氧-释氧性能的评价方法主要是参照临床血液的携氧-释氧性能进行。其体外携氧性能是通过绘制氧解离曲线,从而得到半氧饱和度分压(p_{50})和 Hill 系数;而体内携氧-释氧性能的评价主要是通过测定微球中 MetHb 的含量、动物寿命及体内的治疗效果。

6.1　纳米微囊型血液代用品体外携氧性能

6.1.1　体外携氧性能测试的基本原理

通常,在体外,临床上评价血液携氧-释氧性能中最重要的指标是氧解离曲线、半氧饱和度分压(p_{50})和 Hill 系数。氧解离曲线是以氧分压(p_{O_2})为横坐标,血氧饱和度(s_{O_2})为纵坐标绘制的曲线,如图 6.1 所示。

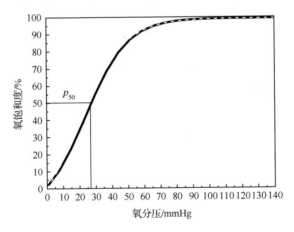

图 6.1　血液的氧解离曲线

p_{50} 即血红蛋白氧饱和度达到 50% 时对应的 p_{O_2},可从氧解离曲线中直接获得。p_{50} 是血红蛋白和 O_2 的亲和力的体现。p_{50} 过大说明其中的血红蛋白对氧亲和力过小,在未到达需氧组织就提前释放氧气。相反 p_{50} 过小,则对氧的亲和力过大,在低氧组织不易释放氧气。Hill 系数是血红蛋白中与 O_2 结合的位点数,由 $\lg[s_{O_2}/(1-s_{O_2})]$ 对 $\lg p_{O_2}$ 曲线获得。理论上讲,一个分子的血红蛋白与氧气有四个结合位点,即 Hill 系数等于 4,但实际一般均小于 4。可以看出,只要能定量 p_{O_2} 和对应的 s_{O_2} 就能得到氧解离曲线,从而获得各携氧-释氧指标。

通常,p_{O_2} 可通过常规氧电极测定,因此过程的关键是 s_{O_2} 的测定。s_{O_2} 表征血红蛋白被氧饱和的百分比,可按式(6.1)计算,其中,OxyHb 代表氧合血红蛋白,DeoxyHb 为脱氧血红蛋白。

$$s_{O_2} = (\text{OxyHb})/(\text{OxyHb} + \text{DeoxyHb}) \times 100\% \quad (6.1)$$

目前,进行 s_{O_2} 测定的仪器主要有血气分析仪[3,4]和脉冲血氧饱和度仪[5]这两种仪器,均是基于式(6.1)研制而成的。

6.1.2　临床用血气分析仪

临床上早期使用的血气分析仪如丹麦 Radiometer ABL-30 型和瑞士的 AVL-940 全自动酸碱血气分析仪并不直接对血红蛋白的 s_{O_2} 进行测定,而是通过内置的 O_2 电极、pH 电极和 CO_2 电极进行探测,再利用成人标准 Hb-O_2 氧解离曲线推算出 s_{O_2}。

通常,正常血红蛋白与氧结合是一个可逆过程,与体系所处的 p_{O_2} 有关。改变血红蛋白体系的 p_{O_2},OxyHb 和 DeoxyHb 的相对含量发生变化。当体系 p_{O_2} 为 100% 时,体系的血红蛋白全部与氧结合形成 OxyHb;当体系 p_{O_2} 降为 0% 时,体系的血红蛋白全部脱氧形成 DeoxyHb。当 p_{O_2} 介于 100%~0% 之间时,p_{O_2} 升高,OxyHb 含量升高。根据式(6.1),则 s_{O_2} 也升高,反之,s_{O_2} 降低。

血气分析仪是根据 OxyHb 和 DeoxyHb 在可见光区域有不同的吸收光谱特点,改变体系 p_{O_2},OxyHb 和 DeoxyHb 的相对含量发生变化,可通过分光光度计测定的吸光度值来定量二者的相对含量。由此 Giardina 等提出如下用于测定 s_{O_2} 的经典公式[6]:

$$S_{O_2} = \frac{(OD)_{obs} - (OD)_{DeoxyHb}}{(OD)_{OxyHb} - (OD)_{DeoxyHb}} \tag{6.2}$$

式中,$(OD)_{DeoxyHb}$、$(OD)_{OxyHb}$ 分别表示体系 p_{O_2} 为 0% 和 100% 时 DeoxyHb 和 OxyHb 的吸光值,$(OD)_{obs}$ 为样品吸光度的测定值。

近年来出现的型号较新的血气分析仪如 ABL700(Radiometer)内置发光装置和小型超声系统,利用超声波的空化作用产生较强的冲击波和剪切力使细胞膜裂解、破碎,释放出其中的血红蛋白。然后根据 OxyHb 和 DeoxyHb 在可见光范围有不同的光谱特性,利用分光原理测定 s_{O_2}。因此该仪器使用的前提是必须对血细胞进行有效的破碎释放其中的血红蛋白。

血气分析仪被广泛用于血液代用品氧结合性能的研究。例如由西安交通大学吴道澄教授、第四军医大学的徐礼鲜教授和张惠教授合作研制的直链淀粉包裹血红蛋白制备的人工血液代用品就是采用血气分析仪进行其携氧性能测试的[7]。

由于原理简单、实验操作方便,迄今为止,血气分析仪仍是进行微囊型血液代用品体外氧结合能力和携氧性能的主要手段。然而,近年来发展的纳米微囊远小于人红细胞,直径仅为天然红细胞的 1/80,按球体积计算,其体积是天然红细胞的 1/512000,与此同时,微囊采用的壳材料是以高分子聚合物为主,强度远高于单纯磷脂和胆固醇组成的红细胞磷脂双层。特别是对于一些分子量较大,粒径较小的聚合物微球,往往很难采用超声波的方法将研制的纳米微囊有效破损,使血红蛋白释放出来,因而采用传统的血气分析仪很难对其进行有效测试。另外,超声波的这种空化作用使被测试样品局部 p_{O_2} 发生改变,势必使 OxyHb 和 DeoxyHb 的相对含量产生变化,因而所测得的 s_{O_2} 值很难真正反映包埋在微囊内的血红蛋白的真实状态。

6.1.3　临床用脉冲血氧饱和度仪

临床上另一类测定 s_{O_2} 的仪器是脉冲血氧饱和度仪,这类仪器利用近红外光(near infrared,NIR,650~1100 nm),具有强穿透性特点,能穿透各种组织如皮肤、肌肉、血管甚至骨骼对其中的 OxyHb 和 DeoxyHb 进行监测[8]。

还原血红蛋白(DeoxyHb)与氧气结合后变成氧合血红蛋白(OxyHb),Deoxy-Hb 呈暗红色,OxyHb 呈鲜红色,两者对红光和红外光的吸收不同。在波长为660 nm 的红光处,DeoxyHb 对光的吸收比 OxyHb 强十倍以上,而在波长为940 nm 的红外光处,DeoxyHb 对光的吸收则比氧合血红蛋白弱得多。由于心脏的收缩和舒张,引起动脉血管容积的脉动变化,这使得通过动脉血管的光传导路径相应变化,成光吸收的脉动波。测量 660 nm 的红光和 940 nm 的红外光穿过动脉血管组织后的光强度及其变化,利用式(6.3)计算出光吸收的比率系数 R,可得到血氧饱和度值:

$$R = (I_{AC} / I_{DC})_{660\ nm} / (I_{AC} / I_{DC})_{940\ nm} \qquad (6.3)$$

式中,$(I_{AC})_{660\ nm}$ 为 660 nm 时测得光强度的脉动分量;$(I_{DC})_{660\ nm}$ 为 660 nm 时测得光强度的直流分量;$(I_{AC})_{940\ nm}$ 为 940 nm 时测得光强度的脉动分量;$(I_{DC})_{940\ nm}$ 为 940 nm 时测得光强度的直流分量。R 与血氧饱和度 s_{O_2} 呈负相关,在标准曲线上可得到相应的 s_{O_2} 值。

通常为测量人体对红光和红外光线的吸收,红色和红外线发光二极管位置相互靠得尽可能近,发射的光线可透过人体内的单组织点。先由响应红色和红外光线的单个光电二极管接收光线,然后由互阻放大器产生正比于接收光强的电压。红色和红外 LED 通常采用时间复用的方式,因此相互间不会干扰。环境光线将从每个红色和红外光线中扣除。测量点包括手指、脚趾和耳垂。

脉冲血氧饱和度仪考虑了人体脉搏和血液中 OxyHb 和 DeoxyHb 含量随脉搏的变化。该方法测量的前提条件是要有脉动的动脉血流。但对于人工血液代用品而言,多为静止体系。因此,要采用脉冲血氧饱和度仪进行携氧性能的测试,必须在体外模拟人体体内脉搏的振动频率和强度设计构建运动的环境。在研究过程中,我们曾模拟人体手指尖脉搏的频率和强度自行设计了一套装置,采用该装置进行了新鲜血红蛋白 s_{O_2} 的测试,结果发现,该装置尽管很好地模拟了人体手指尖的脉搏,但无法改变 OxyHb 和 DeoxyHb 的相对含量随血流的变化而变化,在体外很难真正模拟体内血液脉动过程,因而也无法测定 s_{O_2}。

因此,脉冲血氧饱和度仪在血液代用品研究过程中较少使用。

6.1.4　近红外光-分光法用于聚合物微囊血液代用品的检测[9]

如上所述,由于壳材的"屏蔽",采用传统的血气分析仪很难检测纳米微囊内部血红蛋白状态和含量的变化;而脉冲血氧饱和度仪的特殊要求也致使难以准确检测纳米微囊型血液代用品的携氧性。

近红外光波具有强穿透性能,脉冲血氧饱和度仪正是利用近红外光波的这种强穿透性,能穿透组织、血管、红细胞膜对红细胞内的血红蛋白进行无创、连续监测。同时,OxyHb 和 DeoxyHb 在近红外区域也具有不同的吸收光谱(见图 6.2),常选用 660 nm 和 940 nm 两个波长点(OxyHb 和 DeoxyHb 吸收差异较大的波长点)对 OxyHb 和 DeoxyHb 进行监测。为此,华东理工大学研究团队借鉴脉冲血氧饱和度仪涉及的近红外光波的强穿透性能,以及 OxyHb 和 DeoxyHb 在 660 nm 和 940 nm 光波处光谱吸收差值较大的特点,结合经典的 Bruno 公式,设计了一套适用于聚合物载牛血红蛋白纳米微囊血液代用品 s_{O_2} 测定的密封-平衡装置(图 6.3)。该测试过程无需破损聚合物壳材,过程简单,可实现对聚合物微囊的无损、在位检测,为微囊型血液代用品的携氧-释氧性能考察提供一种简便、准确的测试方法。

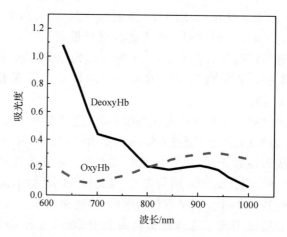

图 6.2　氧合血红蛋白和脱氧血红蛋白近红外区域吸收光谱

该密封-平衡装置采用有机玻璃制成,上部连接真空压力表,对每次的进气量进行监测,以便定量测定每次的进气量。下部连接溶解氧电极(HI93732N HAN-NA Instruments,Italy 产品),用于测定下部样品中的 p_{O_2}。该装置左右各有一进气口和出气口,采用阀门密封,用于获得不同的 p_{O_2}。装置左下侧开设采样口,采用针筒取样。通过氧、氮混合气体来调控密封平衡装置内的 p_{O_2},分别记录 p_{O_2} 和相应的吸光度值,通过式(6.2)计算载血红蛋白微囊型血液代用品的 s_{O_2} 值。

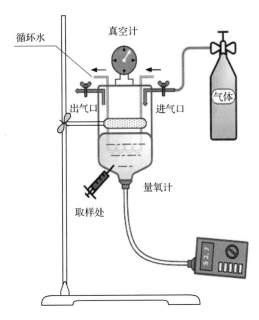

图 6.3　测定载血红蛋白纳米微囊携氧-释氧性能密封-平衡装置示意图

实验过程中将试样溶解、分散在 PBS 缓冲溶液(pH＝7.4,含 0.1 mol/L NaCl)中并倒入密封-平衡装置中,通入一定量的氧气,轻轻摇晃,待底部氧电极读数稳定显示 p_{O_2} 为 100％时得到 OxyHb,用针筒从采样口迅速取样,并分别在紫外-可见-近红外分光光度计上测定 660 nm 和 940 nm 处的吸光度值,记作(OD)OxyHb;通入一定量的氮、氧混合气体,使体系获得不同的 p_{O_2},p_{O_2} 值记为(v),操作步骤同前,读取 660 nm 和 940 nm 处的吸光度值,记为(OD)obs;至少测试 5 个以上不同 p_{O_2} 点;最后通入纯 N_2 气使体系 p_{O_2} 维持在 0％,制得 DeoxyHb,660 nm 和 940 nm 两个波长处的吸光度值记为(OD)DeoxyHb。采用式(6.2)分别计算不同 p_{O_2} 下试样在 660 nm 和 940 nm 波长处的$(s_{O_2})_1$ 和$(s_{O_2})_2$,进一步计算$(s_{O_2})_1$ 和$(s_{O_2})_2$ 的平均值,记为 s_{O_2}。以测得的 s_{O_2} 为纵坐标,对应的 p_{O_2} 为横坐标作图,拟合成氧解离曲线。从氧解离曲线中可直接读出 p_{50},即氧饱和度为 50％时所对应的 p_{O_2}。进一步根据 p_{O_2} 和对应的 s_{O_2},绘制 $\lg[s_{O_2}/(1-s_{O_2})]$ 与 $\lg p_{O_2}$ 曲线,得出 Hill 系数。

采用该仪器进行新鲜牛血红蛋白的检测。改变纯血红蛋白体系 p_{O_2},发现在近红外区选定的 660 nm 和 940 nm 波长点,吸光度值(OD)发生明显变化,见表 6.1。不同 p_{O_2} 对应不同的吸光度,说明 OxyHb 和 DeoxyHb 在近红外区域有较灵敏的响应,所选的波长点能有效监测 OxyHb 和 DeoxyHb 的变化。经拟合的氧解离曲线如图 6.3,测得 p_{50} 为 27 mmHg,和文献报道的天然牛血红蛋白数据一致[10]。这说明所选的 660 nm 和 940 nm 两个近红外波长点能有效监测 OxyHb

和 DeoxyHb 的相对含量变化。

表 6.1　纳米微囊在近红外区吸光度值随氧分压变化而变化

天然 Hb			纳米微囊 Hb(HbP)		
p/mmHg	OD	Y/%	p/mmHg	OD	Y/%
140.00	0.764±0.001	100.7±4.2	140.00	1.103±0.000	100.0±0.0
120.00	0.763±0.001	100.2±3.3	130.00	1.102±0.001	99.8±3.2
110.00	0.762±0.000	100.0±0.0	110.00	1.103±0.001	100.0±2.7
100.00	0.762±0.000	100±0.0	100.00	1.102±0.001	100.0±0.0
82.08	0.753±0.002	98.2±7.8	83.10	1.088±0.003	95.3±7.2
68.60	0.733±0.001	88.1±3.4	68.70	1.070±0.001	89.6±2.9
40.50	0.703±0.001	75.8±3.6	41.20	1.037±0.002	78.6±8.8
26.20	0.636±0.003	48.2±8.7	27.08	0.959±0.001	53.4±6.7
19.20	0.604±0.002	35.1±7.8	23.00	0.929±0.001	43.5±7.7
14.40	0.576±0.001	23.9±2.4	15.00	0.870±0.003	24.1±8.6
0.00	0.518±0.001	0.0±0.2	0.00	0.796±0.001	0.0±1.1

用同样的方法检测载牛血红蛋白纳米微囊时,改变微囊悬浮体系的 p_{O_2},同样发现吸光度值发生明显变化,见表 6.1。这说明所选的近红外光波能有效穿透聚合物壳材对壳材内包封的血红蛋白进行监测,因为 p_{O_2} 的改变只引起囊内的 OxyHb 和 DeoxyHb 的相对含量发生改变,从而引起体系的吸光度值发生变化。经优化工艺条件下制备的微囊氧解离曲线见图 6.4,测得 p_{50} 为 26.5 mmHg,与纯牛血红蛋白接近。计算出天然牛血红蛋白和载血红蛋白微囊 Hill 曲线分别是 $\lg[s_{O_2}/(1-s_{O_2})]=2.3264\lg(p_{O_2})-3.1478(R^2=0.9991)$ 和 $\lg[s_{O_2}/(1-s_{O_2})]=2.0473\lg(p_{O_2})-2.6997(R^2=0.9983)$(图 6.5),Hill 系数分别为 2.3 和 2.0,相对于纯牛血红蛋白,微囊内血红蛋白 Hill 系数略有所下降。也就是说,制备过程对血红蛋白分子中可与氧气分子结合的位点数有所下降,但在正常范围内,仍满足临床需要。以上结果表明,采用近红外光-分光法测试方法能有效地测定聚合物微囊内包封的血红蛋白的携氧-释氧情况,该过程无需破损微囊结构,可实现无损、在位测试。

采用上述仪器考察了近红外光对其他聚合物如 PLA、PCL、PCL-PEG 为壳材的测试情况。以上材料制备的微囊在同样的测试条件下获得的 p_{50} 见表 6.2。测试过程发现,不同聚合物制备的微囊在同样的测试条件下对所选的近红外光均有响应,说明近红外能穿透这些常用的聚合物,并对聚合物囊内包载的血红蛋白进行无损探测。表 6.2 中不同壳材料微囊的 p_{50} 的细微差别,是由壳材的种类引起。很多研究结果表明,接枝了 PEG 链段的聚合物有利于保护包封的蛋白的活性。根据

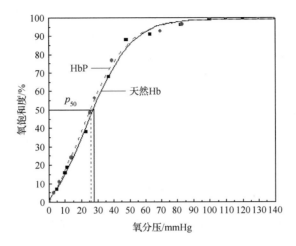

图 6.4　天然牛血红蛋白和载牛血红蛋白纳米微囊氧离曲线及半氧饱和度

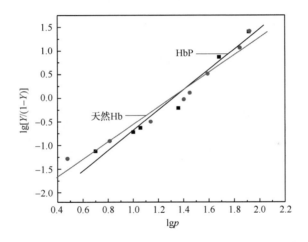

图 6.5　天然牛血红蛋白和载牛血红蛋白纳米微囊 Hill 曲线

上述方法的研究结果也证实,接枝了 PEG 链段的 PLA-PEG 和 PCL-PEG 比对应的 PLA、PCL 微囊测定的 p_{50} 更接近天然血红蛋白的 p_{50}。

表 6.2　不同壳材料包载血红蛋白微囊的 p_{50} 值

壳材料种类	p_{50}
PLA	25.9
PCL	25.3
PCL-PEG	26.2

氧解离曲线反映血红蛋白携氧-释氧情况,不仅和血红蛋白活性有关,且和测

试条件密切相关,如温度、pH 值和别构因子等。人血液氧解离曲线的测试在 pH=7.4、37℃条件下进行,温度升高、pH 值降低或红细胞内别构因子 2,3-二磷酸甘油酸(2,3-DPG,调节血红蛋白氧亲和力的别构因子)含量增加均可使氧离曲线左移,反之曲线右移,使得出的 p_{50} 值偏离真实值。

　　牛血红蛋白的别构因子是 Cl⁻,方便易调,并且血红蛋白来源广泛,使之近年来被广泛用作血液代用品原料。研究表明,Cl⁻ 浓度在 0.1 mol/L 是标准调节牛血红蛋白氧亲和力的浓度。因此本实验中测定血液代用品的氧解离曲线时悬浮在 pH=7.4,并且含 0.1 mol/L NaCl 的 PBS 缓冲溶液中,温度控制在 37℃。

6.1.5　模拟体内环境进行携氧-释氧性能的检测

　　在专利(申请号 200610095398)中,彭微雁等[11]报道了一种测定血液或血液代用品携氧-释氧功能的装置和测试方法。建立的测试装置如图 6.6 所示。该装置包括血氧交换系统和由氧电极、时间控制器和数据处理器组成的血氧测试分析系统。血氧交换系统包括:气体混合单元、采样单元、氧气压力仓单元等。

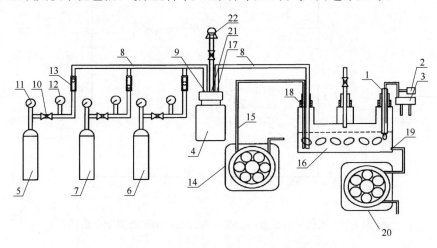

图 6.6　专利 200610095398 的设备装置图

1-氧电极;2-时间控制器;3-数据处理器;4-压力平衡瓶;5-氧气罐;6-氮气罐;7-二氧化碳气罐;8-气管;
9-进气端;10-开关;11-气压表;12-配比阀;13-流量计;14-采样蠕动泵;15-管道;16-氧气压力仓单元;
17-出气口;18-采样端;19-过流出口;20-排样蠕动泵;21-调节端;22-真空泵

　　该装置由于建立了能够模拟不同氧分压的压力仓,设计出体外氧气、二氧化碳置换模型,很好地模拟了生物体内氧气、二氧化碳置换模式,得到氧气与二氧化碳置换的相关曲线,从而得到血液的氧饱和度、结合氧电极等,便可以给出携氧的动力学曲线和相关参数。

6.2　纳米微囊型血液代用品体内携氧性能

临床使用血液代用品的目的主要包括传统的失血性休克的救治、器官移植以及基于纳米微囊特点的脑梗死或心肌梗死、癌症的治疗等。因此,血液代用品的体内携氧性能的检测主要根据使用的目的和选定的动物模型而定。目前,血液代用品体内携氧性能测试的动物模型主要有缺血休克模型和缺血-再灌注模型。由于体内直接测试携氧性的难度较大,因此,测试的指标主要包括微囊中 MetHb 的含量、动物寿命及体内的治疗效果。

动物缺血休克模型被广泛应用于血液代用品体内性能的评价。例如,张惠教授采用 Spraguee-Dawley 大鼠休克出血模型来评价直链淀粉包裹血红蛋白人工血液代用品的体内携氧性能,重点考察了微球对动物肺部的损伤、血压等的影响,同时检测了微球中高铁血红蛋白的含量,结果证明研制的直链淀粉/血红蛋白可以有效避免动物休克模型的肺损伤,可同时作为血液替代品和血液扩容使用[7]。Chang 采用该模型评价了 PLA-PEG 包埋的 PolySFHb-SOD-CAT 微囊的治疗效果,重点检测了纳米微球灌注后动物体内二氧化碳和氧气的分压以及血压的变化规律[12]。结果发现,SOD-CAT 酶的共包埋可以显著降低血液代用品中高铁 Hb 的含量,提高其携氧性能。Chang 等同时采用该模型评价了共包埋 SOD、CAT 和 CA(碳酸酶)的 PLA-PEG 包埋的 PolySFHb-SOD-CAT-CA 微囊的治疗效果,发现 CA 的包埋可降低二氧化碳的分压,且有助于平均动脉压力的恢复。该微球也可抑制高铁 Hb 的形成[13,14]。

华东理工大学的研究团队也采用 Wister 大鼠缺血-再灌注模型评价了制备的 PLA-PEG/Hb 血红蛋白的携氧性能。以不治疗组为对照,考察了纳米微球灌注后动物的存活率。I 组治疗为该研究团队制备的血液代用品(以 PLA 为壳材,同时包埋 Hb、2,3-DPG 的复合物及高铁血红蛋白还原催化剂),II 组为注射同剂量的生理盐水,III 对照组不做任何治疗,实验结果见表 6.3。

表 6.3　PLA-PEG/Hb 血红蛋白的携氧性能

动物分组	24 h 存活率/%
I 组为治疗组	80
II 组为生理盐水治疗组	20
III 组为对照组	0

由表 6.3 可以看出,与生理盐水组相比,制备的 PLA-PEG/Hb 纳米微囊血红蛋白组可显著提高动物的 24 h 存活率,表明该微囊具有良好的携氧性能。同时,实验还考察了 PLA-PEG/Hb 载血红蛋白的纳米微囊在动物体内的分布和对脏器

的毒性,发现所制备的纳米微囊安全无毒。

综上所述,纳米微囊血液代用品的体内携氧性能测试比较复杂,需要结合具体的应用目的来确定。其中,治疗效果和动物存活率是最重要的指标。

6.3　结论与展望

体内外携氧-释氧性能是人工血液代用品的研究开发中最为重要的评价标准。基于经典的 Bruno 原理研制血气分析仪只适合于囊材易破碎的微球的检测,脉冲血氧饱和度仪则因体外模拟人体脉搏的困难而受到限制。借鉴临床脉冲血氧饱和度仪的工作原理,利用近红外光具有强穿透性(能穿透可生物降解聚合物壳材并对包封在壳材内的血红蛋白进行检测),结合氧合血红蛋白和脱氧血红蛋白在近红外光区域有不同的吸收光谱特性,研制出密封、平衡装置,可实现对载牛血红蛋白微囊型血液代用品的血氧饱和度和对应氧分压的测定,从而得出氧解离曲线、p_{50} 等携氧-释氧指标。该套装置和方法无需破损微囊,过程简单,可实现对聚合物微囊型血液代用品携氧-释氧性能的无损、在位检测,具有较好的应用潜力。同时,纳米微球的体内携氧性能测试还包括动物寿命及体内的治疗效果等重要指标。

参 考 文 献

[1] Rogers M S,Ryan B B,Cashon R E,Alayash A I. Effects of polymerization on the oxygen carrying and redox properties of diaspirin cross-linked hemoglobin. Biochimica et Biophysica Acta (BBA),1995, 1248(2):135-142

[2] Haney C R,Buehler P W,Gulati A. Synthesis and characterization of a novel DTPA polymerized hemoglobin based oxygen carrier. Biochimica et Biophysica Acta (BBA)-General Subjects,2005,1725(3): 358-369

[3] Schlebusch H,Paffenholz I,Zerback R,Leinberger R. Analytical performance of a portable critical care blood gas analyzer. Clinica Chim Acta,2001,307(1-2): 107-112

[4] Suzuki H,Hirakawa T,Watanabe I,Kikuchi Y J. Determination of blood p_{O_2} using a micromachined Clark-type oxygen electrode. Anal Chim Acta,2001,431(2): 249-259

[5] Dullenkopf A,Baulig W,Weiss M,Schmid E R. Cerebral near-infrared spectroscopy in adult patients after cardiac surgery is not useful for monitoring absolute values but may reflect trends in venous oxygenation under clinical conditions. J Cardiothorac Vasc Anesth,2007,21(4): 535-539

[6] Giardina B,Amiconi G. Measurement of binding of gaseous and nongaseous ligands to hemoglobins by conventional spectrophotometric procedures. Methods Enzymol,1981,76: 417-427

[7] Gao W,Sha B Y,Zou W,Liang X,Meng X Z,Xu H,Tang J,Wu D C,Xu L X,Zhang H. Cationic amylose-encapsulated bovine hemoglobin as a nanosized oxygen carrier. Biomaterials,2011,32(35): 9425-9433

[8] Addison P S,Watson J N. Oxygen saturation determined using a novel wavelet ratio surface. Med Eng Phys,2005,27(3): 245-248

[9] Zhang X L,Liu C S,Yuan Y,Shan X Q,Sheng Y,Xu F. A noninvasive method for measuring the oxygen binding-releasing capacity of hemoglobin-loaded polymeric nanoparticles as oxygen carrier. J Mater Sci

Mater Med,2009,20:1025-1030

[10] Meng F T,Ma G H,Liu Y D,Qiu W,Su Z G. Microencapsulation of bovine hemoglobin with high bio-activity and high entrapment efficiency using a W/O/W double emulsion technique. Colloids and Sur-faces B: Biointerfaces,2004,33: 177-183

[11] 彭溦雁,段建军,江川,王翔,高玮.一种评价血液及其代用品携氧、释氧功能的分析方法及装置.专利申请号:200610095398. 2006-12-31.

[12] Chang T M S. Blood replacement with nanobiotechnologically engineered hemoglobin and hemoglobin nanocapsules. Wiley Interdiscipl Rev-Nanomed Nanobiotechnol,2010,2(4): 418-430

[13] Bian Y Z,Wei G,Chang T M S. Lowering of elevated tissue p_{CO_2} in a hemorrhagic shock rat model after reinfusion of a novel nanobiotechnological polyhemoglobin-superoxide dismutase-catalase-carbonic anhy-drase that is an oxygen and a carbon dioxide carrier with enhanced antioxidant properties. Artif Cells Blood Substit Immobil Biotechnol,2013,41(1): 60-68

[14] Wei G,Bian Y Z,Chang T M S. Novel Nanodimension artificial red blood cells that act as O_2 and CO_2 carrier with enhanced antioxidant activity: PLA-PEG nanoencapsulated PolySFHb-superoxide dis-mutase-catalase-carbonic anhydrase. Artif Cells Blood Substit Immobil Biotechnol,2013,41(4): 232-239

第7章　纳米微囊型血液代用品的生物安全性评价

7.1　血液代用品生物安全性简介

作为一种静脉注射型载药微囊,尤其是用做血液代用品的载血红蛋白纳米微囊临床使用输注量大,因此血液安全性显得尤为重要。通常,当外源性物质进入体内后,由于含有内毒素、微生物、不溶性的免疫复合物以及一些化学物质等会激活机体的补体系统。另外,在通常情况下,微囊表面在与血液接触的最初数秒内,首先被吸附的是血浆蛋白(白蛋白、γ球蛋白、纤维蛋白原等),接着发生血小板黏附、聚集并被激活,同时一系列凝血因子相继被激活,参与血栓形成,血管内形成血栓将引起机体严重后果。为此,在进行纳米微囊型血液代用品研究开发过程中,必须关注其生物安全性。

目前关于血液代用品的研究开发,进入临床的品种仅仅局限于第一代和第二代修饰血红蛋白类血液代用品,第三代微囊型血液代用品主要还处于实验室研究阶段,而国家标准中关于“生物制品与血液制品”类生物安全性的相关标准尚处于空白,因此,没有现成的标准可以作为测定依据。然而无论是从生物材料的角度还是从药物制剂的角度,实验室的小试研究阶段对产品的生物安全性进行评价都具有重要的意义。良好的生物安全性结果将为进一步深入研究开发和规模放大提供前提保障。故在现阶段,关于血液代用品的生物安全性评价还只能借鉴相关的药品及生物材料的测定标准以及临床医学检验等方面的相关方法对其安全性进行检测。

通常,材料的生物安全性评价包括毒性研究和生物相容性等方面[1]。

关于毒性研究,微囊的毒性评价对象应该包括可降解聚合物包埋血红蛋白微囊和制备所采用的原材料(载体材料和辅料)。事实上,所有制备材料的选择都是考虑其物化性能和毒理学性能。而对于特定的药物制剂,由于给药方式、给药剂量、体内药物分布等方面的影响,制剂的毒性以及生物相容性情况可能会不同。因此,在此研究阶段对微囊进行包括相关毒性评价和生物相容性评价在内的生物安全性评价是十分必要的[2]。

通常关于生物可降解制剂从两方面来考察其生物相容性,包括由材料本身以及材料的降解产物对受体产生的影响。因此确定材料的降解以及在体内特定组织的代谢情况是很重要的[3]。由于本研究所选材料均为药剂学上认为安全无毒且生物相容性好的材料,关于所采用的原料本身及其降解产物已有全面的认识[4],故本研究对于产品生物安全性评价略过原材料的部分而直接进入微囊的评价。生物相容性可以被认为是"材料作为特定的用途时对受体产生的适当的反应"①。由于不同的治疗用途和不同的制备方案产生的生物体反应千差万别,而且,由于载血红蛋白微囊作为血液代用品的研究尚未成熟,大多尚处于实验室研究阶段,因此,确定什么才是适当的反应还需进一步研究,前提条件是对受体组织产生最小的损伤,同时能支持其损伤的再生修复。

生物相容性评价反映了药物制剂在给药部位产生的局部反应。在纳米微囊型血液代用品的实验室开发的早期阶段,在产品的质量控制及生物有效性方面的研究达到预设计要求后,细胞毒性、致敏和热原等都是重要的质量控制内容。此外,作为同血液大量直接接触的药剂,血液安全性在临床试验阶段之前必须有所保证。因此,在人体试验前,体外及动物体内关于血液安全性的考察作为进一步研究的基础非常重要。当微囊型血液代用品与血液接触时,血液与微囊之间将产生一系列生物反应。这些反应表现为,微囊表面出现血浆蛋白被吸附,血小板黏附、聚集、变形,凝血系统、纤溶系统被激活,最终形成血栓。通常情况下,微囊表面在与血液接触的数秒内首先被吸附的是血浆蛋白(白蛋白、γ球蛋白、纤维蛋白原等),接着发生血小板黏附、聚集并被激活,同时一系列凝血因子相继被激活,参与血栓形成,血管内形成血栓将引起机体严重的后果。

目前血液代用品尚无可直接参照的生物安全性评价标准,因此,在参考国家标准以及《中华人民共和国药典》(以下简称《药典》)的相关内容,拟对包括细胞毒性、致敏、热原、补体激活,凝血和溶血,以及白细胞和血小板计数等在内的微囊型血液代用品的生物安全性进行评价。

首先是体外细胞毒性方面的评价,循环于血管中的微囊是否会造成血管内皮细胞的凋亡。微囊悬浮液输入体内后,依据《药典》,异常毒性检查是药品粗筛的必要步骤。另外,对于与血液直接接触的材料,其血液相容性是对材料的基本要求。微囊悬浮液输入体内后,是否会激起血液系统应激的变化。例如发生急性期反应蛋白的增加,主要表现在血液凝固性和纤维蛋白溶解活性增强,外周红、白细胞增多,血小板增多且黏附力增强。另外,异物介入血液循环中后,补体系统可能被激活。临床上采用检测 C_3 的含量作为补体消耗的主要评价指标。

关于生物材料的血液安全性涉及的各种反应比较复杂,直至目前,很多机理尚不明确,实验方法多数还不成熟,特别涉及凝血机理中细胞因子和补体系统方面分子水平的实验方法还有待建立。现有评价方法一般涉及血液成分的测定,基本上包括三类方法,即体外法(*in vitro*)、半体内法(*ex vivo*)和体内法(*in vivo*),这三种

---

① www.devicelink.com

方法各有优势和不足。

体外法是将离体的人血或动物血与受检的生物材料接触,观察血液成分(血浆蛋白、血小板、白细胞、红细胞等)变化或测定材料表面与血液成分的反应程度,达到初筛目的。体外法具有方便、快捷、敏感的特点,且试验费用远低于体内试验,较为经济。但体外法易受环境的影响,由于测试环境与体内环境有较大差距,因此测试结果与体内的评价往往存在差异,一般用于新材料的初筛。体内法一般是直接将材料用于动物体内,在按照或接近使用状态的条件下,综合评价材料和机体两方面的变化情况,检测血液成分的变化。体内法使材料处于真实的生理环境,其测试结果可信度高,但试验周期较长,费用较高;而且,由于试验动物种系不同及个体差异,试验结果也常出现矛盾。半体内法是从活体动物的体外血液循环中设置试验腔,但由于纳米微囊的尺寸原因,该法不适用。

本研究在参考国家医疗器械综合类评价标准、《药典》(2010 版)及有关文献相关内容的基础上,综合了体外法和体内法,对包括异常毒性检查,细胞毒性,补体激活,凝血和溶血,以及白细胞和血小板计数等进行测试,也考虑到微囊型血液代用品的血液安全性,以本研究团队制备的 PCL 和 PLA 基纳米微囊血液代用品为模型,评价其血液代用品的生物安全性。

7.2　主要评价结果

7.2.1　细胞毒性试验

参照 GB/T 16886.5—2005,采用 MTT 比色法,以人脐带内皮细胞(ECV304)为细胞模型,研究微囊对细胞增殖抑制作用。结果如表 7.1 所示。

表 7.1　不同浓度微囊悬浮液对细胞活力的影响(平均值±SD)

悬浮液中微囊浓度 /(g/L,以 Hb 量计)	PCL-PEG	PLA-PEG	PCL	PLA
对照组	0.228±0.010	0.334±0.027	0.233±0.019	0.331±0.047
18.7	0.265±0.008	0.284±0.026	0.312±0.028	0.265±0.016
37.5	0.246±0.002	0.251±0.018	0.261±0.007	0.252±0.002
75	0.244±0.99	0.233±0.010	0.241±0.020	0.244±0.001
150	0.227±0.001	0.216±0.004	0.228±0.006	0.223±0.017

细胞经与微囊共培养后,各实验组细胞增殖活性与对照组比较,无显著性差异,增殖活性没有受到抑制。

由表 7.1 可以看出,在悬浮液中微球浓度(以 Hb 量计)在 0~150 g/L 的范围内无明显细胞毒性。

另外,对与微囊共培养前后的细胞在显微镜下拍照,见图 7.1。可以看出,与对照组细胞相比,与微囊共培养 24 h 后,细胞无脱落,形态无明显改变,细胞伪足伸出,形态饱满,扩展充分,无萎缩,细胞浆质未见异常。结果也表明微囊无明显细胞毒性。

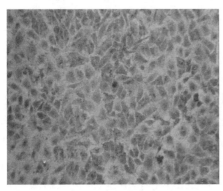

(a) 与微囊共培养之前　　　　　　　(b) 与微囊共培养之后

图 7.1　微囊加入前后 ECV304 的细胞形态

7.2.2　异常毒性检查

将一定剂量的供试品溶液注入小鼠体内,在规定时间内观察小鼠出现死亡情况,以制定供试品是否符合规定的一种方法(参见 2005 版《药典》)。

对采用 PCL、PCL-PEG、PLA 和 PLA-PEG 等 4 种不同载体聚合物制备的 4 种血液代用品微囊做异常毒性检查。每种供试品用 5 只小鼠,全部共 20 只小鼠,静脉注射。48 h 后,全部存活,表明载血红蛋白的纳米微囊异常毒性检查合格。

Sakai 等[5]对包埋血红蛋白脂质体进行了细胞毒性试验,也证明了该血液代用品的生物安全性。

7.2.3　溶血试验

溶血试验是通过供试品与血液直接接触,测定红细胞释放的血红蛋白以检测供试品体外溶血程度的一种方法(参考 GB/T 16886.4—2005)。

通过所研制的供试品与血液直接接触,测定红细胞释放的血红蛋白以检测供试品体外溶血程度,得到溶血率数据,结果见表 7.2。

表 7.2 中溶血率结果中,每组 3 个样品中,有 2 个样品的测量值为 0%,即未出现溶血,个别样品微量溶血,分别对应溶血率上限值,但均小于 5%。这说明微囊与血液接触后,溶血试验合格。

表 7.2　不同壳材所制备微囊的溶血率

微球壳材料	溶血率/%	溶血判断
PCL	0～2.3	合格
PCL-PEG	0～1.65	合格
PLA	0～1.49	合格
PLA-PEG	0～1.32	合格

7.2.4　凝血试验

　　参照 GB/T 16886.4—2005,分别采用凝血酶原时间(PT)和活化部分凝血酶时间(APTT)方法测试不同壳材制成的微囊的凝血性能。微囊悬浮液经静脉输入后,血液中的凝血酶原通过级联反应的方式被快速激活,生成凝血酶。凝血酶催化血液循环中的可溶性的纤维蛋白原,从而导致转化为不溶的纤维蛋白。因此,对添加微囊的血浆和对照血浆样的 APTT 以及血浆 PT 进行测定,若混入微囊的血浆样品的 APTT 和 PT 时间缩短,则说明血浆中的凝血酶原被快速激活,有发生凝血的潜在危险。APTT 以及 PT 的测定结果见表 7.3。结果表明,混入微囊的血浆样品的 APTT 和 PT 时间与对照组相比均未发生明显缩短,说明微囊的加入未造成凝血酶原的快速激活,血浆中添加不同种类的微囊没有对凝血性造成显著不良影响。

表 7.3　体外评价微囊对血液凝固因子的影响

聚合物壳材	PT/s	APTT/s
PCL	15.23±0.04	90.97±3.75
PLA	15.26±0.05	88.55±2.39
PCL-PEG	15.49±0.18	83.27±3.04
PLA-PEG	15.31±0.07	82.26±3.11
对照组	15.21±0.04	81.72±2.54

　　注:PT,APTT 是通过 3 个独立的实验结果计算而得,用平均值±SD 表示。

7.2.5　血小板计数

　　参考 GB/T 16886.4—2005,在小鼠体内输注微球悬浮液,研究输注前后小鼠血小板数目的变化。结果如表 7.4 所示。小鼠血小板计数每微升的正常范围为 $1.57×10^5 ～2.60×10^5$ 个,输注微囊悬浮液后,对小鼠的血小板的数量无不良影响。

表 7.4　体内评价血小板数量受输注微囊悬浮液的影响

时间/h	受试组/μL^{-1}	对照组/μL^{-1}
12	$(1.702\pm0.170)\times10^5$	$(1.708\pm0.154)\times10^5$
24	$(1.920\pm0.183)\times10^5$	$(1.816\pm0.133)\times10^5$

　　一般认为,生物材料与血液接触时会引起血液-材料之间的反应。静脉输入后,纳米微囊型人造血液代用品与血液接触,其表面数秒内首先吸附浆蛋白(白蛋白、γ球蛋白、纤维蛋白原、补体蛋白等),形成很薄的蛋白质吸附层,接着发生血小板黏附、聚集和释放反应。在蛋白质和血小板吸附的同时,血液中的凝血酶原通过级联反应的方式被快速激活,生成凝血酶。凝血酶催化血液循环中的可溶性的纤维蛋白原,从而导致转化为不溶的纤维蛋白。纤维蛋白自发地聚集形成纤维网,加上被吸附沉淀下来的血小板,使血液由流动态变成胶冻状,最后滞结成块状凝团即形成血栓。在形成血栓的整个过程中,如图 7.2 所示,蛋白质的吸附和血小板的黏附聚集及释放反应,还有促凝酶的产生,协同作用,相互促进,不断加速血栓的形成。血管内形成血栓将引起机体的严重后果[6]。

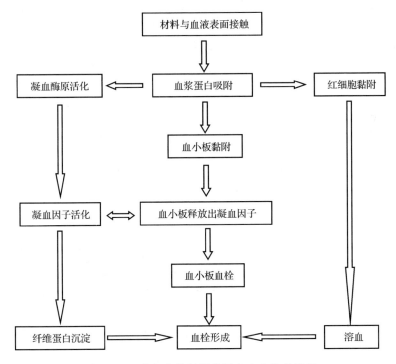

图 7.2　血液与生物材料接触产生血栓的机理

　　从以上溶血试验、凝固因子测试和血小板计数的结果看出,由微囊引起血栓的形成可能性不大。这是因为,首先,血液中血小板数量的变化不大,仍处于正常范围内,说明微囊促使血小板黏附、聚集和释放反应并不明显。溶血现象少到几乎没有发生。由于 PT 和 APTT 分别反映了凝血过程中外源性和内源性凝血因子共同途径中的凝血酶原、纤维蛋白原和各种因子等的综合水平。血浆凝血酶原时间和活化部分凝血酶时间的测试结果显示,混入微囊的血浆组比对照组血浆的凝固时间略长。这说明微囊介入后,血浆中的凝血酶原没有被明显地激活,不会自发地聚集形成纤维网,而且没有大量的血小板沉淀下来和溶出的血红蛋白等结合,因此不会使流动的血液变成胶冻状,不会形成凝团状的血栓。

7.2.6　白细胞计数

参考 GB/T 16886.4—2005,在小鼠体内输注微囊悬浮液,研究输注前后小鼠白细胞数目的变化。结果如表 7.5 所示。

表 7.5　体内评价白细胞数量受输注微囊悬浮液的影响　　单位:$10^3\ \mu L^{-1}$

时间	受试鼠编号			平均值
	1#	2#	3#	
空白对照	7.358	6.6	3.45	5.802
0.5h	8.1	6.55	3.95	6.2
1h	8.2	8.25	7.95	8.133
3h	8.05	9.05	9.2	8.76
24h	7.9	8.85	9.25	8.67
48h	8.3	9.75	8.95	9.00
96h	9.6	9.8	9.45	9.61

小鼠白细胞计数的正常范围为 $4\times10^3\sim1\times10^4\ \mu L^{-1}$,输注微囊悬浮液后,小鼠白细胞数量略有上升,但仍处于正常范围内。

7.2.7　补体激活

静脉注射的载药微囊在血液循环系统中迅速地被 MPS 系统清除是其血液长循环的主要障碍。机体噬菌作用并非是对于此类微囊的特异性反应,而是免疫系统对于外来物的常见反应。以调理蛋白和血清补体为主要成分的调理系统是噬菌作用发生的介导。与此过程有关的还有免疫蛋白和纤维素蛋白(fibronectin)等。补体系统实际上是存在于血浆中的 30 多种蛋白或其他细胞表面受体用于识别致病物的体系。当其存在于异物表面时,补体系统会被激活。C_3 裂解成较大的片段 C_{3b} 和较小的片段 C_{3a},具有潜在激活噬菌作用的能力,同时,C_{3b} 及其裂解片段也会导致受体的过量表达。在这些因素的共同作用下,激活的噬菌细胞开始作用于表面发生调理的异物。因此,补体系统,尤其是 C_3 的大量被激活会促使静脉注射的微囊以噬菌细胞吞噬的方式被快速清除出循环系统。补体 C_3 含量的检测可以作为判断微囊血液长循环的基本指标之一[7]。

使用仪器 Behring Nephelometer 100 Analyzer 检测了微囊对补体 C_3 的影响。结果列于表 7.6 中。

表 7.6　不同条件下微囊对补体 C_3 含量的影响

样品编号	1	2	3	4	5	6	7	8	9	10	11	12
聚合物壳材	PCL-PEG 6000 10%	PLA-PEG 6000 10%	PCL-PEG 6000 30%	PLA-PEG 6000 30%	PCL-PEG 20K 10%	PLA-PEG 20K 10%	PCL-PEG 20K 30%	PLA-PEG 20K 30%	PCL	PCL	PBS	空白血清无微球
鼠血清 C_3	0.298	0.301	0.289	0.301	0.301	0.288	0.278	0.290	0.301	0.295	0.280	0.302
鼠血清 C_4	0.034	0.032	0.033	0.033	0.032	0.031	0.032	0.032	0.033	0.034	0.030	0.035
人血清 C_3	1.284	1.256	1.253	1.291	1.312	1.212	1.222	1.260	1.301	1.253	1.301	1.357
人血清 C_4	0.281	0.287	0.283	0.293	0.301	0.296	0.287	0.288	0.286	0.295	0.288	0.314

由测试结果可以看出,添加微囊的血清中补体量存在不同程度的降低,但同 PBS 引起的降低在相同范围,所有结果均在正常范围内,说明微囊的介入对补体系统的激活程度不显著,且无不良影响。

上述生物学评价结果表明,所研制的纳米微囊型血液代用品具有较好的生物学相容性。

参 考 文 献

[1] Dijkhuizen-Radersma R,Hesseling S C,Kaim P E,Groot K,Bezemer J M. Biocompatibility and degradation of poly(ether-ester) microspheres:In vitro and in vivo evaluation. Biomaterials,2002,23:4719-4729

[2] Kim D,El-Shall H,Dennis D,Morey T. Interaction of PLGA nanoparticles with human blood constituents. Colloid Surface B,2005,40:83-91

[3] Sinha V R,Bansal K,Kaushik R,Kumria R,Trehan A. Poly-epsilon-caprolactone microspheres and nanospheres:An overview. Int J Pharm,2004,278(1):1-23

[4] Sinha V R,Bansal K,Kaushik R,Kumria R,Trehan A. Poly-epsilon-caprolactone microspheres and nanospheres:An overview. Int J Pharm,2004,278 (1):1-23

[5] Sakai H,Sou K,Horinouchi H,Kobayashi K,Tsuchid E. Haemoglobin-vesicles as artificial oxygen carriers:Present situation and future visions. J Inter Med,2008,263(1):4-15

[6] 魏文,程为庄. 血液相容性及表面改性的研究. 高分子通讯,2004,5:39-43.

[7] Shan X Q,Yuan Y,Liu C S,Tao X Y,Sheng Y,Xu F. Influence of PEG chain on the complement activation suppression and longevity in vivo prolongation of the PCL biomedical nanoparticles. Biomed Microdevices,2009,11:1187-1194

索　引